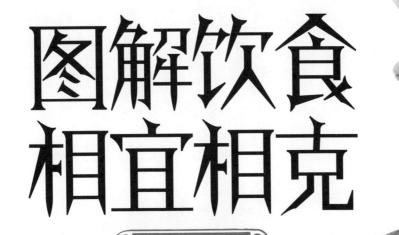

# 图解饮食相宜相克

速查书

胡维勤　主编

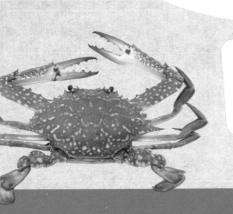

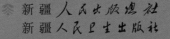

新疆人民出版总社
新疆人民卫生出版社

## 图书在版编目（CIP）数据

图解饮食相宜相克速查书 / 胡维勤主编 . -- 乌鲁木
齐：新疆人民卫生出版社，2016.6
ISBN 978-7-5372-6587-4

Ⅰ.①图… Ⅱ.①胡… Ⅲ.①忌口—图解 Ⅳ.
① R155-64

中国版本图书馆 CIP 数据核字（2016）第 113111 号

## 图解饮食相宜相克速查书

TUJIE YINSHI XIANGYI XIANGKE SUCHASHU

| | | |
|---|---|---|
| 出版发行 | 新疆人民出版总社 新疆人民卫生出版社 | |
| 责任编辑 | 郝 亮 | |
| 策划编辑 | 深圳市金版文化发展股份有限公司 | |
| 摄影摄像 | 深圳市金版文化发展股份有限公司 | |
| 封面设计 | 深圳市金版文化发展股份有限公司 | |
| 地　　址 | 新疆乌鲁木齐市龙泉街 196 号 | |
| 电　　话 | 0991-2824446 | |
| 邮　　编 | 830004 | |
| 网　　址 | http://www.xjpsp.com | |
| 印　　刷 | 深圳市雅佳图印刷有限公司 | |
| 经　　销 | 全国新华书店 | |
| 开　　本 | 173 毫米 ×243 毫米 | 16 开 |
| 印　　张 | 10 | |
| 字　　数 | 250 千字 | |
| 版　　次 | 2017 年 4 月第 1 版 | |
| 印　　次 | 2017 年 4 月第 1 次印刷 | |
| 定　　价 | 29.80 元 | |

# 目 录 | Contents

## Chapter 1

# 吃的真相大揭秘

## Chapter 2

# 食材搭配：怎么"搭"才健康

**Chapter 3**

## 对症下药：中药、西药学会吃

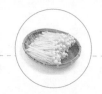

# 居家调养：不同人群的饮食宜忌

**Chapter 4**

# 科学进食：常见病症的饮食宜忌

# 吃的真相
# 大揭秘

▶ 什么是相宜与相克

▶ 怎样吃才健康

▶ 不同体质人群的饮食

# 什么是相宜与相克

饮食得当、常吃相宜食物，能健体强身，尤其对体虚多病的人的身体恢复有益；饮食不当、常吃相克食物，不但不能吸收食物中的营养成分，还会对人的健康产生不利影响。在我们追求饮食营养的同时，往往出现一些与愿相违的事情，追根溯源，食物与食物的相克是罪魁祸首。

## 相 宜

食物相宜就是混食两种或两种以上性状相近的食物所产生的相互促进吸收的现象，是一种食物协同作用。

## 相 克

所谓食物相克，其实是由于混食两种或两种以上性状相畏、相反的食物所产生的一种肠胃道不良反应症状，是一种食物拮抗作用。食物的拮抗作用在消化吸收与代谢过程中，将会降低食物中营养物质的吸收利用率，久而久之会导致体内某些营养素的缺乏，产生相应的营养缺乏症，继而影响到机体的正常功能及其新陈代谢。

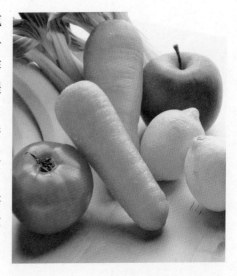

但是人们只要在日常膳食中注重粗细搭配、荤素搭配、多样搭配的平衡膳食，而不是固定不变的偏食、狭食、狂食某几种食物，一般不会发生食物相克现象。

食物相克并不等于饮食禁忌，通过科学合理的膳食安排，能有效提高食物营养素在体内的生物利用率，促进食物在体内发挥更高的营养价值，一举多赢。

# 怎样吃才健康

正常成年人的饮食应根据个人年龄、性别、身高、体重、劳动强度、季节等情况适当选择各类食物。一般来说，每天应吃谷类 300 ~ 500 克、牛奶 200 毫升、畜禽肉 50 ~ 100 克、鱼虾 50 克、蛋 25 ~ 50 克、豆类及豆制品 50 克、蔬菜 400 ~ 500 克、水果 100 ~ 200 克、油 25 毫升。长期进食量过多会诱发肥胖、高血压、冠心病、动脉粥样硬化、高脂血症、糖尿病、胆石症、痛风等病症；进食量过少则会引起体内新陈代谢紊乱，抵抗力下降。

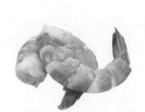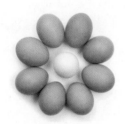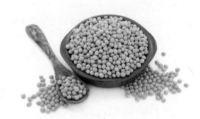

## 饮食原则

选用含钙丰富的食物，如牛奶、豆腐及豆制品、海带、木耳、虾皮、芝麻酱等，同时补充维生素 D 丰富的食物如动物肝脏、禽蛋等，多晒太阳，预防骨质疏松；选用含铁丰富的食物如动物肝和血、紫菜、木耳等，并增加富含维生素 C 的蔬菜和水果，以预防缺铁性贫血。少吃内脏如脑、肾和虾蟹等含胆固醇高的食物，以预防心血管疾病；少吃高能量的食物，如肥肉、糖果、油炸的食物和荤油。每天摄入食盐最好少于 6 克。严禁酗酒，若饮酒可少量饮用低度酒或葡萄酒。

## 三餐均衡

饮食搭配上要注意食物多样化和营养平衡，做到三餐分配合理，三餐能量比例分布应为 30%、40%、30%，可按不同的生活习惯作适当调整。进食时饥饱适当，勿暴饮暴食，保持食量与能量消耗之间的平衡。注意粗细搭配，经常吃一些粗粮。吃清淡膳食，不要吃太油腻、太咸、过多的动物性食物和油炸、烟熏的食物。

# 不同体质人群的饮食

现代人生活水平不断提高，对饮食的要求也越来越高，不仅要注意食材的品质，还要注意饮食的搭配。其实，不同体质的人因为身体特点不同，适合吃的食物也是不同的，如果不根据自己的体质特征，吃了与身体相克的食物，不仅吸收不了食物本身的营养，很可能还会对身体产生危害，所以我们要根据自己的体质选择食材。下面编者就主要针对两种体质的人群提一些饮食搭配建议。

热性体质的人容易上火，所以饮食应该以清淡为主，尽量避免吃辛辣燥热、大补的食物。热性体质可选择像赤小豆、绿豆、芹菜和莲藕等甘寒性平的食物，这些食物不仅可以平衡热性体质体内的火气，营养成分也更利于热性体质的人吸收。热性体质还可吃些清热化湿的食物，如湘莲子、黄瓜、西瓜、白菜、冬瓜等都是不错的选择。热性体质尽量少吃辣椒、生姜、大蒜等辛辣的热性食物，还应少吃羊肉、狗肉、牛肉等温性食物，以免加重体内湿热。

寒性体质的人一般比较虚，宜食一些性味温和的食物，避免选择寒凉的食物。平常可以选择荔枝、樱桃、杏、栗子、韭菜、香菜、胡萝卜、洋葱、香菇、黄豆芽、黑豆、山药、牛肉、羊肉、草鱼、红糖、生姜、辣椒、胡椒、糯米等食物，烹饪方式也尽量选择炖、蒸、煮等方式。寒性体质的人不宜食用生冷苦寒的食物，比如西瓜、梨、猪肉等。尤其是会痛经的女性，应尽量不吃冰淇淋和西瓜汁等冷饮。

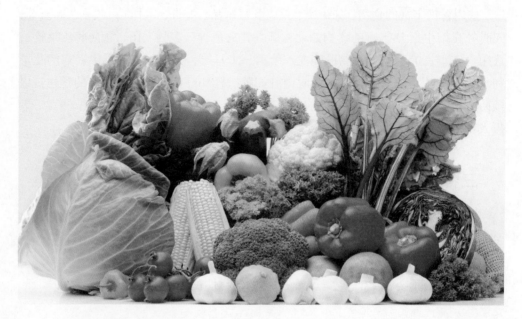

# 食材搭配：
# 怎么"搭"才健康

白菜

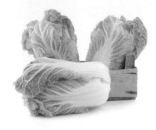

| 别　　名 | 大白菜、黄芽菜、黄矮菜、菘 |
|---|---|
| 选　　购 | 挑选包得紧实、新鲜、无虫害的白菜为宜 |
| 贮　　存 | 白菜用报纸包裹，外面再套塑料袋，袋口扎紧，存放于冰箱冷藏，可保存约两周 |
| 适宜人群 | 脾胃气虚者、大小便不利者、维生素缺乏者 |
| 禁忌人群 | 胃寒者、腹泻者、肺寒咳嗽者 |

## ✓ 相宜食物搭配及功效

| 猪肉 | 猪肝 | 鲤鱼 | 虾仁 |
|---|---|---|---|
|  |  |  |  |
| 补充营养通便 | 保肝护肾 | 改善妊娠水肿 | 防治牙龈出血 |

## ✗ 相克食物搭配及影响

| 鳝鱼 | 羊肝 | 黄瓜 |
|---|---|---|
|  |  |  |
| 引起中毒 | 破坏维生素 C | 降低营养价值 |

## 功效

　　白菜具有通利肠胃、清热解毒、止咳化痰、利尿养胃的功效，是营养极为丰富的蔬菜。常食可增强人体抗病能力和降低胆固醇，还对伤口难愈、牙齿出血有一定的防治作用。

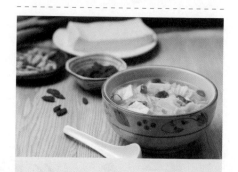

### 相宜小菜谱

**虾米白菜豆腐汤**

**原　料：** 虾米 20 克，豆腐 90 克，白菜 200 克，枸杞 15 克，葱花少许

**调　料：** 盐 2 克，鸡粉 2 克，料酒 10 毫升，食用油适量

**做法步骤：**

1. 白菜、豆腐洗净切好。
2. 起锅，倒入虾米，炒香。
3. 放入白菜，炒匀。
4. 淋入料酒提鲜。
5. 倒水，加入枸杞。
6 煮沸，放入豆腐块，再次煮沸。
7. 加入适量盐、鸡粉，搅匀盛出。
8. 撒上备好的葱花即可。

# 菠菜

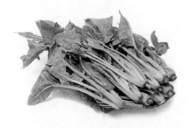

| | |
|---|---|
| **别　　名** | 赤根菜、鹦鹉菜、波斯菜、菠棱菜 |
| **选　　购** | 宜选择个大、叶柄粗、叶片肥大的菠菜 |
| **贮　　存** | 贮藏前要去除烂叶、黄叶 |
| **适宜人群** | 电脑工作者、爱美者、糖尿病患者、高血压患者、便秘者、贫血者、坏血病患者、皮肤粗糙、过敏者 |
| **禁忌人群** | 肾炎患者、肾结石患者以及易腹泻人群 |

## ✓ 相宜食物搭配及功效

| 猪肝 | 胡萝卜 | 花生 | 鸡蛋 |
|---|---|---|---|
|  |  |  |  |
| 提供丰富的营养 | 保持心血管畅通 | 美白皮肤 | 预防贫血、营养不良 |

## ✗ 相克食物搭配及影响

| 大豆 | 核桃 | 韭菜 | 虾皮 |
|---|---|---|---|
|  |  |  |  |
| 损害牙齿 | 引起结石 | 引起腹泻 | 引起结石 |

## 功　效

　　菠菜具有促进肠道蠕动的作用，利于排便，对痔疮、慢性胰腺炎、便秘、肛裂等病症有食疗作用，能促进生长发育，增强抗病能力，促进人体新陈代谢，延缓衰老。

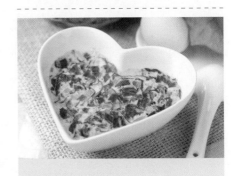

## 相宜小菜谱

菠菜蒸蛋羹

**原　料：** 菠菜25克，鸡蛋2个，清水100毫升

**调　料：** 盐2克，鸡粉2克，芝麻油适量

**做法步骤：**

1. 择洗好的菠菜切碎，待用。
2. 鸡蛋倒入碗中，用筷子搅散打匀。
3. 在蛋液中倒入清水，搅匀。
4. 放入盐、鸡粉、菠菜碎搅匀。
5. 备好电蒸锅烧开，将蛋液放入。
6. 将时间旋钮调至10分钟。
7. 掀开锅盖，将蛋羹取出。
8. 淋上适量芝麻油即可食用。

# 生菜

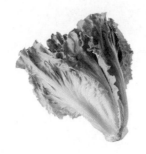

| | |
|---|---|
| **别　　名** | 叶用莴笋、鹅仔菜、莴仔菜 |
| **选　　购** | 挑选生菜时，除了要看菜叶的颜色是否青绿外，茎色带白的才够新鲜 |
| **贮　　存** | 储藏时应远离苹果、梨和香蕉 |
| **适宜人群** | 胃病患者、肥胖者、高胆固醇患者、神经衰弱者、肝胆病患者、维生素C缺乏者 |
| **禁忌人群** | 频尿者、畏寒者 |

## ✓ 相宜食物搭配及功效

| 兔肉 | 菌菇 | 豆腐 |
|---|---|---|
|  |  |  |
| 促进消化和吸收 | 化痰止咳 | 滋阴补肾增白皮肤 |

## ✗ 相克食物搭配及影响

| 鸭血 | 薄荷 | 醋 |
|---|---|---|
|  |  |  |
| 易伤脾胃 | 易伤脾胃 | 破坏营养物质 |

## 功　效

生菜因其茎叶中含有莴苣素，故味微苦，具有镇痛催眠、降低胆固醇等功效；含有甘露醇等有效成分，有利尿和促进血液循环的作用；膳食纤维较多，可用于减肥。

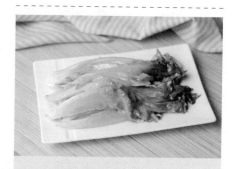

### 相宜小菜谱

蒜蓉生菜

**原　料：**生菜350克，红椒丝、蒜蓉各少许

**调　料：**盐2克，鸡粉、料酒、食用油各少许

**做法步骤：**

1. 将洗净的生菜对半切开。

2. 再改切成小瓣。

3. 锅中注入适量食用油，烧热，倒入蒜蓉，爆香。

4. 倒入生菜，拌炒片刻。

5. 淋入少许料酒，拌炒均匀。

6. 加入盐、鸡粉，拌炒入味。

7. 起锅，将炒好的生菜盛盘即可。

# 芹菜

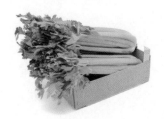

| | | |
|---|---|---|
| **别　　名** | 蒲芹、香芹 |
| **选　　购** | 要选色泽鲜绿、叶柄厚、茎部稍呈圆形、内侧微向内凹的芹菜 |
| **贮　　存** | 用保鲜膜将芹菜叶包严，根部朝下、竖直放入清水盆中，水没过芹菜根部 5 厘米，可保持芹菜一周内不老 |
| **适宜人群** | 高血压患者、动脉硬化患者、缺铁性贫血者及经期妇女 |
| **禁忌人群** | 脾胃虚寒者、容易腹泻者 |

## ✓ 相宜食物搭配及功效

| 西红柿 | 牛肉 | 羊肉 | 核桃 |
|---|---|---|---|
|  |  |  |  |
| 降低血压 | 增强免疫力 | 强身健体 | 美容养颜抗衰老 |

## ✗ 相克食物搭配及影响

| 醋 | 蚬 | 南瓜 | 蛤蜊 |
|---|---|---|---|
|  |  |  |  |
| 损坏牙齿 | 引起腹泻 | 腹胀腹泻 | 导致腹泻 |

## 功 效

　　芹菜具有清热除烦、利水消肿、凉血止血的作用，对高血压、头痛、头晕、暴热烦渴、黄疸、小便热涩不利、妇女月经不调、赤白带下、淋巴结肿大、腮腺炎等病症有食疗作用。

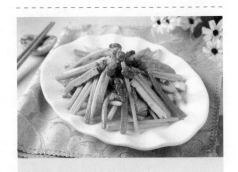

### 相宜小菜谱

**核桃仁芹菜炒香干**

**原　料：** 芹菜段 60 克，香干 120 克，胡萝卜 70 克，核桃仁 35 克

**调　料：** 盐 2 克，鸡粉 2 克，水淀粉、食用油各适量

**做法步骤：**

1. 香干、胡萝卜洗净，切细条形。
2. 热锅注油，烧至三四成热。
3. 倒入核桃仁，拌匀，炸香。
4. 起锅，倒入芹菜、胡萝卜、香干。
5. 炒匀调味，加适量水淀粉。
6. 翻炒至食材入味。
7. 再倒入炸好的核桃仁，炒匀。
8. 关火盛出炒好的菜肴，装盘。

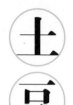
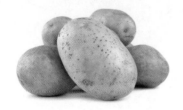

# 土豆

## 功 效

土豆具有助胃、健脾益气、补血强肾等多种功效，富含维生素、钾、纤维素等，可辅助预防癌症和心脏病，帮助通便，并能增强身体免疫力等。

| | |
|---|---|
| **别　名** | 山药蛋、洋番薯、洋芋、马铃薯 |
| **选　购** | 应选择个头结实、光滑圆润、没有出芽、颜色均匀、没有绿色的 |
| **贮　存** | 存放在5℃左右的阴凉处避光即可，长期存放宜与苹果放在一起 |
| **适宜人群** | 妇女白带者、皮肤瘙痒者、急性肠炎患者、习惯性便秘者、皮肤湿疹患者、心脑血管疾病患者 |
| **禁忌人群** | 糖尿病患者、腹胀者、孕妇 |

### ✓ 相宜食物搭配及功效

| 黄瓜 | 牛肉 | 菜豆 | 醋 |
|---|---|---|---|
|  |  |  | |
| 有利身体健康 | 酸碱平衡 | 除烦润燥 | 能分解有毒物 |

### ✗ 相克食物搭配及影响

| 石榴 | 柿子 | 香蕉 |
|---|---|---|
|  |  |  |
| 引起中毒 | 导致消化不良 | 引起面部生斑 |

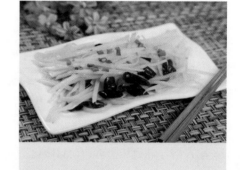

### 相宜小菜谱

**酸辣土豆丝**

**原　料：** 土豆1个（400克），干辣椒6个，葱10克，蒜瓣3个

**调　料：** 盐3克，鸡粉3克，白醋6毫升

**做法步骤：**

1. 土豆切丝，浸5分钟。
2. 干辣椒、葱切成段，蒜瓣切末。
3. 土豆丝沥干水后焯水30秒。
4. 捞起，用冷水冲凉。
5. 热油，放入蒜末、干辣椒，爆香。
6. 放入土豆丝，炒匀。
7. 加入盐、鸡粉、葱段，炒匀调味。
8. 添加白醋，炒匀入味，装盘。

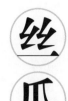
# 丝瓜

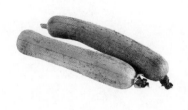

| | |
|---|---|
| **别　　名** | 布瓜、绵瓜、天丝瓜、倒阳菜 |
| **选　　购** | 瓜形挺直、表面无皱、大小适中、水嫩饱满、皮色翠绿、不蔫不伤者为好 |
| **贮　　存** | 塑料袋装好放冰箱 |
| **适宜人群** | 月经不调者，身体疲乏、痰喘咳嗽、产后乳汁不通的妇女 |
| **禁忌人群** | 体虚内寒者、腹泻者 |

## ✓ 相宜食物搭配及功效

| 毛豆 | 菊花 | 鸡肉 | 鸭肉 |
|---|---|---|---|
|  |  |  |  |
| 降低胆固醇 | 清热除雀斑 | 清热利肠 | 清热祛火 |

## ✗ 相克食物搭配及影响

| 芦荟 | 菠菜 |
|---|---|
|  |  |
| 腹痛腹泻 | 肠胃不适 |

## 功　效

丝瓜不仅有清暑凉血、解毒通便、祛风化痰、润肌美容、通经络、行血脉、下乳汁、调理月经不顺等食疗作用，还能辅助治疗热病身热烦、痰喘咳嗽、带下血淋、妇女乳汁不下等病症。

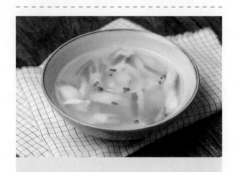

### 相宜小菜谱

**鸡肉丝瓜汤**

**原　料：** 丝瓜120克，鸡胸肉85克，姜片、葱花各少许

**调　料：** 盐3克，鸡粉3克，胡椒粉、水淀粉、芝麻油、食用油各适量

**做法步骤：**

1. 丝瓜、鸡胸肉洗净切好。

2. 把鸡肉丝装碗，加入少许盐、鸡粉、水淀粉，抓匀。

3. 注入适量油，腌渍10分钟。

4. 放入姜片、丝瓜，加入适量盐、鸡粉、胡椒粉，拌匀煮沸。

5. 倒入鸡肉丝，煮约1分钟。

6. 淋少许芝麻油，用锅勺拌匀煮沸。

7. 盛出后撒少许葱花即可。

# 西红柿

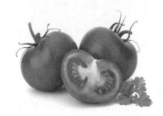

| 别　　名 | 番茄、番李子、洋柿子、毛蜡果 |
|---|---|
| 选　　购 | 要选颜色粉红、浑圆、表皮有白色的小点点、蒂部圆润的，较甜 |
| 贮　　存 | 放入食品袋中，扎紧口，放在阴凉通风处，每隔一天打开口袋透透气，擦干水珠后再扎紧 |
| 适宜人群 | 热性病发热、口渴、食欲不振、习惯性牙龈出血、夜盲和近视眼者等 |
| 禁忌人群 | 急性肠炎、菌痢者及溃疡活动期者 |

## ✓ 相宜食物搭配及功效

| 芹菜 | 蜂蜜 | 鸡蛋 | 山楂 |
|---|---|---|---|
|  |  |  |  |
| 降压、健胃消食 | 补血养颜 | 抗衰防老 | 降低血压 |

## ✗ 相克食物搭配及影响

| 南瓜 | 红薯 | 猕猴桃 | 鱼肉 |
|---|---|---|---|
|  |  |  |  |
| 降低营养 | 引起呕吐腹痛腹泻 | 降低营养价值 | 抑制营养成分吸收 |

## 功　效

西红柿具有止血、降压、利尿、健胃消食、生津止渴、清热解毒、凉血平肝的功效，可以预防子宫颈癌、膀胱癌和胰腺癌等。另外，还能美容和治愈口疮。

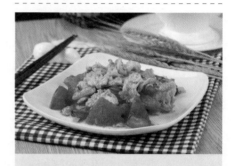

### 相宜小菜谱

西红柿炒蛋

**原料：** 西红柿130克，鸡蛋1个，小葱20克，大蒜10克

**调料：** 食用油适量，盐3克

**做法步骤：**

1. 大蒜、西红柿、小葱切好。

2. 鸡蛋打入碗内，打散。

3. 热油，倒入鸡蛋炒熟。

4. 将炒好的鸡蛋盛入盘中待用。

5. 热油，倒入蒜片爆香。

6. 倒入西红柿块炒出汁，倒入鸡蛋块，炒匀。

7. 加入盐，迅速翻炒入味。

8. 食材炒好盛盘，撒上葱花。

# 白萝卜

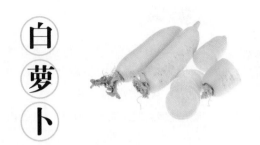

**别　　名** 莱菔、罗菔、萝卜、芦菔

**选　　购** 以色泽嫩白、表皮光滑、大小均匀、根形圆整、根须直的白萝卜为优

**贮　　存** 白萝卜最好能带泥存放。如果室内温度不太高，可放在阴凉通风处

**适宜人群** 头屑多、头皮痒者，咳嗽者、鼻出血者

**禁忌人群** 脾虚泄泻、十二指肠溃疡、慢性胃炎、单纯甲状腺肿等患者

## ✓ 相宜食物搭配及功效

| 紫菜 | 豆腐 | 羊肉 | 牛肉 |
|---|---|---|---|
|  |  |  |  |
| 清肺热治咳嗽 | 促进吸收 | 降低血脂 | 补五脏益气血 |

## ✗ 相克食物搭配及影响

| 人参 | 猪肝 | 黄瓜 | 黑木耳 |
|---|---|---|---|
|  |  |  |  |
| 降低营养价值 | 降低营养价值 | 破坏维生素 C | 易引发皮炎 |

## 功效

白萝卜能促进新陈代谢、增进食欲、化痰清热、帮助消化、化积滞，对食积胀满、吐血、口渴、痢疾、头痛、排尿不利等症状有食疗作用。白萝卜还可减低血脂、软化血管。

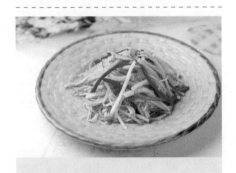

### 相宜小菜谱

**白萝卜拌金针菇**

**原　　料：** 白萝卜200 克，金针菇100 克，彩椒20 克，圆椒10 克，蒜末、葱花各少许

**调　　料：** 盐、鸡粉各 2 克，白糖 5 克，辣椒油、芝麻油各适量

**做法步骤：**

1. 白萝卜、圆椒、彩椒洗净切丝。

2. 切除金针菇根部；烧水倒入金针菇拌匀，煮至断生。

3. 捞出金针菇放入凉开水中，沥干。

4. 倒入金针菇，撒上蒜末，拌匀。

5. 加入盐、鸡粉、白糖，淋入少许辣椒油、芝麻油。

6. 撒入葱花，拌匀，装盘。

# 苦瓜

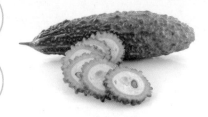

| 别　　名 | 凉瓜、癞瓜 |
|---|---|
| 选　　购 | 苦瓜身上一粒一粒的果瘤，是判断苦瓜好坏的特征。颗粒愈大愈饱满，表示瓜肉也愈厚 |
| 贮　　存 | 苦瓜不耐保存，即使在冰箱中存放也不宜超过 2 天 |
| 适宜人群 | 糖尿病、癌症、痱子患者 |
| 禁忌人群 | 脾胃虚寒者及孕妇 |

## ✔ 相宜食物搭配及功效

| 辣椒 | 鸡蛋 | 猪肝 | 茄子 |
|---|---|---|---|
|  |  |  |  |
| 排毒瘦身 | 强健骨骼和牙齿 | 清热解毒补肝明目 | 延缓衰老益气壮阳 |

## ✘ 相克食物搭配及影响

| 豆腐 | 南瓜 | 沙丁鱼 | 牛奶 |
|---|---|---|---|
|  |  |  |  |
| 容易引起结石 | 破坏维生素 C | 引发荨麻疹 | 不利营养的吸收 |

## 功　效

苦瓜有清暑除烦、清热消暑、解毒明目、降低血糖、提高身体免疫力的功效，对治疗痢疾、疮肿、热病烦、痱子过多、眼结膜炎、小便短赤等病症有一定的食疗作用。

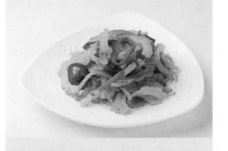

### 相宜小菜谱

鱼香苦瓜丝

原　料：苦瓜180克，青椒30克，姜末、蒜末、葱花各少许

调　料：白糖3克，盐2克，鸡粉2克，食粉少许，生抽5毫升，陈醋6毫升，辣椒油7毫升，芝麻油6毫升

做法步骤：

1. 苦瓜、青椒洗净切丝。
2. 水烧开，放入青椒，搅匀。
3. 捞出青椒，沥干，待用。
4. 沸水锅加少许食粉，加苦瓜拌匀。
5. 煮至断生，捞出苦瓜，放入清水中，浸泡一会儿，滤干水分，待用。
6. 拌匀食材，装盘即可。

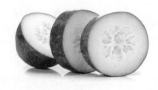

## 功　效

冬瓜具有清热解毒、利水消肿、减肥美容的功效，能减少体内脂肪，有利于减肥。常吃冬瓜，还可使皮肤光洁对慢性支气管炎、肠炎、肺炎等感染性疾病也有食疗作用。

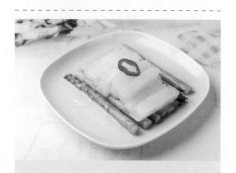

**别　　名** 白瓜、白冬瓜、枕瓜

**选　　购** 皮较硬、肉质致密、种子已成熟变成黄褐色的冬瓜口感好

**贮　　存** 买回来的冬瓜如果吃不完，可用比较大的保鲜膜贴在冬瓜的切面上，用手抹紧贴满，可保持 3 ~ 5 天

**适宜人群** 心烦气躁、热病口干、小便不利者

**禁忌人群** 脾胃虚弱、肾脏虚寒、久病滑泄、阳虚肢冷患者

### ✔ 相宜食物搭配及功效

| 海带 | 芦笋 | 火腿 | 螃蟹 |
|---|---|---|---|
|  |  |  |  |
| 降低血压 | 降低血脂 | 治疗小便不顺 | 减肥健美 |

### ✘ 相克食物搭配及影响

| 鲫鱼 | 醋 | 红豆 |
|---|---|---|
|  |  |  |
| 导致身体脱水 | 降低营养价值 | 身体脱水 |

**相宜小菜谱**

芦笋扒冬瓜

**原　料：** 冬瓜肉 140 克，芦笋 100 克，高汤 180 毫升

**调　料：** 盐 2 克，鸡粉 2 克，食用油适量

**做法步骤：**

1. 冬瓜、芦笋洗净切好。

2. 起锅，倒入芦笋，炒匀。

3. 放入冬瓜，炒匀，倒入高汤，拌匀。

4. 加入盐、鸡粉，炒匀调味。

5. 烧开后用小火焖约 10 分钟。

6. 将芦笋拣出，摆入盘中。

7. 在锅里淋入少许水淀粉，翻炒匀。

8. 关火后盛出冬瓜，摆好盘即可。

# 黄瓜

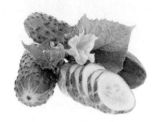

**别　名** 胡瓜、青瓜

**选　购** 色泽亮丽，外表有刺状凸起，且小黄瓜头上顶着新鲜黄花的为最好

**贮　存** 保存黄瓜要先将它表面的水分擦干，再放入密封保鲜袋中，封好袋口后冷藏即可

**适宜人群** 热病患者，肥胖、高血压、高血脂、水肿、癌症及糖尿病患者，嗜酒者

**禁忌人群** 脾胃虚弱、腹痛腹泻、咳嗽等患者

## ✓ 相宜食物搭配及功效

| 鱿鱼 | 大蒜 | 黄花菜 | 黑木耳 |
| --- | --- | --- | --- |
|  |  |  |  |
| 增强人体免疫力 | 排毒瘦身 | 可改善不良情绪 | 排毒瘦身补血养颜 |

## ✗ 相克食物搭配及影响

| 红枣 | 柑橘 | 花生 | 菠菜 |
| --- | --- | --- | --- |
|  |  |  |  |
| 破坏维生素C | 降低营养 | 引起腹泻 | 破坏维生素 |

## 功　效

黄瓜具有除湿、利尿、降脂、镇痛、促消化的食疗作用。尤其是黄瓜中所含的纤维素能促进肠内腐败食物排泄，而所含的丙醇、乙醇和丙醇二酸还能抑制糖类物质转化为脂肪。

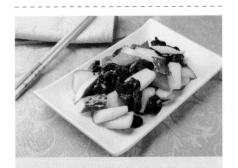

### 相宜小菜谱

黄瓜炒木耳

**原　料：** 黄瓜180克，水发木耳100克，胡萝卜40克，姜片、蒜末、葱段各少许

**调　料：** 盐、鸡粉、白糖各2克，水淀粉10毫升，食用油适量

**做法步骤：**

1. 胡萝卜、黄瓜洗净切好。
2. 用油起锅，倒入姜、蒜、葱爆香。
3. 倒入胡萝卜、木耳，炒匀。
4. 加入黄瓜炒匀，加入少许盐、鸡粉、白糖，炒匀调味。
5. 倒入适量水淀粉，翻炒均匀。
6. 关火后盛出炒好的菜肴即可。

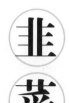

# 韭菜

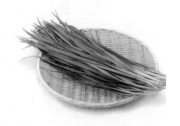

| 别　　名 | 韭、丰本、扁菜、懒人菜、起阳草 |
|---|---|
| 选　　购 | 叶肉肥厚，叶色鲜嫩、翠绿有光泽，不带烂叶、黄叶，无斑点为好 |
| 贮　　存 | 用鲜大白菜叶将韭菜包住、捆好，置于阴凉处，可保鲜 3 ~ 5 天 |
| 适宜人群 | 夜盲症、干眼病患者，体质虚寒、皮肤粗糙者，便秘、痔疮患者 |
| 禁忌人群 | 消化不良、肠胃功能较弱、眼疾、胃病患者 |

## ✓ 相宜食物搭配及功效

| 黄豆 | 豆腐 | 鸡蛋 | 虾 |
|---|---|---|---|
|  |  |  |  |
| 排毒瘦身 | 治疗便秘 | 补肾止痛 | 增强免疫力 |

## ✗ 相克食物搭配及影响

| 蜂蜜 | 菠菜 | 牛肉 | 酒 |
|---|---|---|---|
|  |  |  |  |
| 导致腹泻 | 引起腹泻 | 容易上火 | 容易上火 |

## 功　效

　　韭菜能温肾助阳、益脾健胃、行气理血。韭菜中的含硫化合物具有降血脂及扩张血脉的作用。此外，这种化合物还能使黑色素细胞内的酪氨酸系统功能增强，使头发乌黑发亮。

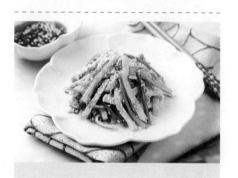

### 相宜小菜谱

蛋丝拌韭菜

**原　料：** 韭菜 80 克，鸡蛋 1 个，生姜 15 克，白芝麻、蒜末各适量

**调　料：** 白糖、鸡粉各 1 克，生抽、香醋、花椒油、芝麻油各 5 毫升，辣椒油 10 毫升，食用油适量

**做法步骤：**

1. 氽煮洗净的韭菜至断生。

2. 捞出韭菜，切段；生姜切末；鸡蛋搅散。

3. 用油起锅，倒入蛋液煎约 2 分钟。

4. 煎至两面微焦，夹出切丝。

5. 将生抽、白糖、香醋等所有调料制成酱汁。

6. 盛出韭菜、蛋丝，淋上酱汁拌匀。

# 莲藕

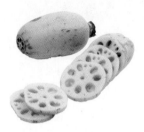

莲藕具有滋阴养血的功效，可以补五脏之虚、强壮筋骨、补血养血。生食能清热润肺、凉血行瘀，熟食可健脾开胃、止泻固精。

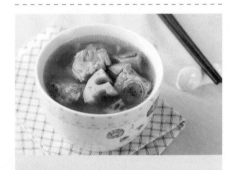

**别　名** 水芙蓉、莲根、藕、丝菜

**选　购** 藕身肥大、肉质脆嫩、水分多而甜、带有清香味的为佳

**贮　存** 莲藕洗干净，放入非铁质容器如水缸内，加满清水，每星期换水 1 次，可存放 1 ~ 2 个月

**适宜人群** 体弱多病、营养不良、高热病人、吐血者以及高血压、铁性贫血者等

**禁忌人群** 脾胃功能低下、大便溏泄者及产妇

## ✔ 相宜食物搭配及功效

| 猪肉 | 鳝鱼 | 羊肉 | 生姜 |
|---|---|---|---|
|  |  |  |  |
| 滋阴血 健脾胃 | 强肾壮阳 | 润肺补血 | 止呕 |

## ✘ 相克食物搭配及影响

| 菊花 | 人参 | 猪肝 | 大豆 |
|---|---|---|---|
|  |  |  |  |
| 脾虚食用 易腹泻 | 药性相反 | 影响微量 元素吸收 | 影响铁的 吸收 |

**相宜小菜谱**

莲藕骨头汤

**原　料：** 莲藕 200 克，排骨 150 克，姜丝、葱段各少许

**调　料：** 盐、白胡椒粉各 2 克

**做法步骤：**

1. 莲藕洗净后切小块。

2. 清水烧开，放入排骨，余煮至转色，捞出。

3. 将排骨、姜丝、葱段、莲藕放入碗中，加入盐拌匀。

4. 将排骨和莲藕转到备好的杯中，倒入 200 毫升清水。

5. 电蒸锅注水烧开，将杯子放入其中，蒸 1 小时。

6. 取出杯子，加入白胡椒粉即可。

# 洋葱

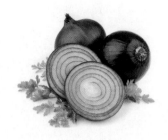

| | | |
|---|---|---|
| **别　　名** | 玉葱、葱头、洋葱头、圆葱 | |
| **选　　购** | 要挑选表皮干燥、包卷紧实、球体完整、没有裂开或损伤的 | |
| **贮　　存** | 将洋葱放入网袋中，然后悬挂在室内阴凉通风处 | |
| **适宜人群** | 高血压、高血脂、动脉硬化、糖尿病、癌症、痢疾等病症患者以及消化不良、饮食减少和胃酸不足者 | |
| **禁忌人群** | 皮肤瘙痒性疾病、眼疾以及胃病等 | |

## ✓ 相宜食物搭配及功效

| 火腿 | 大蒜 | 红酒 | 咖哩 |
|---|---|---|---|
|  |  |  |  |
| 防止有害物质生成 | 防癌抗癌 | 降压降糖 | 增强免疫力 |

## ✗ 相克食物搭配及影响

| 蜂蜜 | 黄豆 | 海带 |
|---|---|---|
|  |  |  |
| 伤害眼睛 | 降低钙吸收 | 影响消化吸收 |

## 功　效

洋葱具有散寒、健胃、发汗、祛痰、杀菌、降血脂、降血压、降血糖、抗癌等食疗作用。常食洋葱可以稳定血压、降低血管脆性、保护人体动脉血管，还能帮助防治流行性感冒。

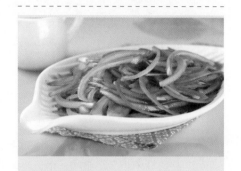

### 相宜小菜谱

红酒焖洋葱

**原　料：** 洋葱 200 克，红酒适量

**调　料：** 白糖 3 克，盐少许，水淀粉 4 毫升，食用油适量

**做法步骤：**

1. 洗净的洋葱切成丝，备用。
2. 锅中注入适量食用油烧热，放入切好的洋葱，略炒片刻。
3. 倒入红酒，翻炒均匀。
4. 加入白糖、盐，炒匀调味。
5. 淋入适量水淀粉。
6. 快速翻炒匀。
7. 将炒好的食材盛出，装盘即可。

# 花菜

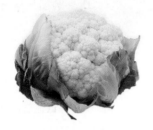

**别　　名** 菜花、花椰菜、球花甘蓝

**选　　购** 以花球周边未散开，无异味、无毛花的为佳

**贮　　存** 最好即买即吃，即使温度适宜，也尽量避免存放 3 天以上

**适宜人群** 一般人群均可食用，食欲不佳、消化不良、心脏病、中风患者尤适宜

**禁忌人群** 尿路结石者慎食

## ✔ 相宜食物搭配及功效

| 辣椒 | 香菇 | 蚝油 | 西红柿 |
| --- | --- | --- | --- |
|  |  |  |  |
| 防癌抗癌 | 降低血糖 | 健脾开胃 | 降低血脂 |

## ✘ 相克食物搭配及影响

| 猪肝 | 牛肝 | 牛奶 | 豆浆 |
| --- | --- | --- | --- |
|  | | | |
| 阻碍营养物质吸收 | 不利身体健康 | 降低营养 | 降低营养价值 |

## 功 效

花菜的含水量非常高，而且热量较低，还含有大量的维生素 C 和维生素 K，同时是含有类黄酮最多的食物之一，有防癌抗癌、清化血管、解毒肝脏、提高人体免疫力等作用。

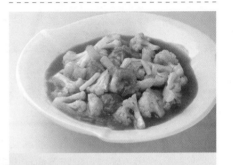

### 相宜小菜谱

西红柿烩花菜

**原　料：** 西红柿 100 克，花菜 140 克，葱段少许

**调　料：** 鸡粉 2 克，番茄酱 10 克，水淀粉 5 毫升，盐、食用油各适量

**做法步骤：**

1. 花菜、西红柿洗净切好。

2. 水烧开，加盐、食用油，倒入切好的花菜，煮 1 分钟，至八分熟。

3. 把焯好的花菜捞出，沥干。

4. 用油起锅，倒入西红柿、花菜，翻炒。

5. 倒入适量清水，加入适量盐、鸡粉、番茄酱，炒匀。

6. 大火收汁，倒入适量水淀粉勾芡。

7. 放葱段翻炒，炒好装碗。

# 西蓝花

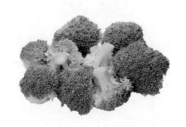

| | | |
|---|---|---|
| **别　名** | 月莲叶、藕叶、干荷叶、青花菜 |
| **选　购** | 花球表面无凹凸，整体有隆起感，拿起来没有沉重感的为良品 |
| **贮　存** | 用纸张或透气膜包住西蓝花，然后直立放入冰箱的冷藏室内，大约可保鲜 1 周左右 |
| **适宜人群** | 消化不良、癌症患者 |
| **禁忌人群** | 尿路结石者 |

## ✓ 相宜食物搭配及功效

| 胡萝卜 | 西红柿 | 枸杞 | 杏鲍菇 |
|---|---|---|---|
|  |  |  |  |
| 预防消化系统疾病 | 防癌抗癌 | 有利营养吸收 | 增进食欲 |

## ✗ 相克食物搭配及影响

| 牛奶 | 虾 | 猪肝 | 西葫芦 |
|---|---|---|---|
|  |  |  | 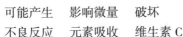 |
| 影响钙质吸收 | 可能产生不良反应 | 影响微量元素吸收 | 破坏维生素 C |

## 功　效

西蓝花有爽喉、开音、润肺、止咳的功效，长期食用可以减少乳腺癌、直肠癌及胃癌等癌症的发病几率。西蓝花能够阻止胆固醇氧化，可减少心脏病的危险。

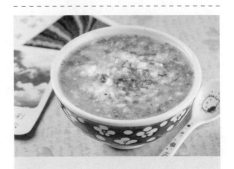

### 相宜小菜谱

**西蓝花胡萝卜粥**

**原　料：** 西蓝花 60 克，胡萝卜 50 克，水发大米 95 克

**调　料：** 盐适量

**做法步骤：**

1. 水烧开，倒入西蓝花，煮 1 分 30 秒至断生，捞出。
2. 水烧开，倒入大米，拌匀。
3. 用小火煮 30 分钟至大米熟软。
4. 倒入胡萝卜，搅拌匀。
5. 用小火煮 5 分钟至食材熟透。
6. 放入西蓝花，搅拌匀，大火煮沸。
7. 加盐调味，将煮好的粥盛出即可。

# 黄豆芽

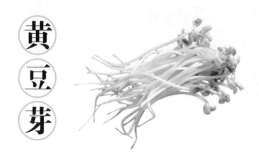

**别　　名**　如意菜

**选　　购**　豆芽一寸左右时食用，营养价值最高。另外，豆芽也不是越大越好，又肥又大的多数是以激素和化肥催发的

**贮　　存**　放入冰箱冷藏

**适宜人群**　癫痫、肥胖、便秘、痔疮患者

**禁忌人群**　慢性腹泻、脾胃虚寒者

## ✓ 相宜食物搭配及功效

| 黑木耳 | 牛肉 | 榨菜 | 鲫鱼 |
|---|---|---|---|
|  |  |  |  |
| 提供全面营养 | 预防感冒防止中暑 | 增进食欲 | 补血益气 |

## ✗ 相克食物搭配及影响

| 猪肝 | 皮蛋 | 鸡蛋 | 冷饮 |
|---|---|---|---|
|  |  |  | |
| 破坏营养 | 导致腹泻 | 会造成营养流失 | 会导致消化不良 |

## 功效

黄豆芽具有清热明目、补气养血、消肿除痹、祛黑痣、治疣赘、润肌肤、防止牙龈出血及心血管硬化以及降低胆固醇等功效，对脾胃湿热等有食疗作用。

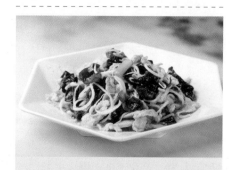

### 相宜小菜谱

**黄豆芽木耳炒肉**

**原料：** 黄豆芽100克，猪瘦肉200克，水发木耳40克，蒜末、葱段各少许

**调料：** 盐、鸡粉各适量，水淀粉8毫升，料酒10毫升，蚝油8克

**做法步骤：**

1. 木耳、猪瘦肉洗净切好。

2. 肉片装碗，加入适量调料腌渍。

3. 水烧开，加盐，放入切好的木耳，淋入少许油，煮半分钟。

4. 加入洗好的黄豆芽，煮半分钟。

5. 起锅，倒入腌好的肉片，翻炒。

6. 倒入焯过水的木耳和黄豆芽，淋入料酒和调料，炒匀。

7. 盛出炒好的菜肴，装盘。

# 绿豆芽

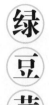
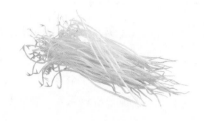

绿豆芽具有清暑热、通经脉、解诸毒的功效,还可利尿、消肿、调五脏、美肌肤、利湿热、降血脂、软化血管等。

**别　　名** 绿豆菜

**选　　购** 豆芽略显黄色,不太粗,水分适中,无异味,以6厘米左右的长度为最好;茎部长而细、不易折断者次

**贮　　存** 放入冰箱冷藏

**适宜人群** 湿热郁滞、食少体倦、热病烦渴、大便秘结、小便不利、目赤肿痛、口鼻生疮等患者

**禁忌人群** 脾胃虚寒者

## ✓ 相宜食物搭配及功效

| 猪肚 | 韭菜 | 鸡肉 | 鲫鱼 |
|---|---|---|---|
|  |  |  |  |
| 降低胆固醇吸收 | 解毒、补肾、减肥 | 降低心血管发病率 | 通乳汁 |

## ✗ 相克食物搭配及影响

| 猪肝 | 香菇 | 花菜 |
|---|---|---|
|  |  |  |
| 有损营养素吸收 | 引起肠胃不适 | 引起肠胃不适 |

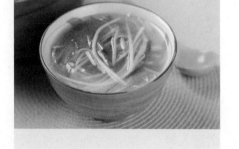

**相宜小菜谱**

绿豆芽韭菜汤

**原　料:** 韭菜60克,绿豆芽70克,高汤适量

**调　料:** 鸡粉2克,盐2克,食用油适量

**做法步骤:**

1. 热锅中注油烧热,放入韭菜段,炒香。

2. 倒入洗净的绿豆芽,炒匀炒香。

3. 加入备好的高汤,用勺拌匀。

4. 用大火煮约1分钟至食材熟透。

5. 加少许鸡粉、盐调味。

6. 拌煮片刻至食材入味。

7. 关火后盛出煮好的汤料即可。

# 茼蒿

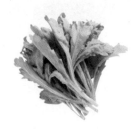

| | |
|---|---|
| **别　　名** | 蓬蒿、菊花菜、艾菜 |
| **选　　购** | 颜色水嫩、深绿色；茎短，且粗细适中者 |
| **贮　　存** | 可将茼蒿用保鲜膜依食用分量分包，放入密闭容器并冷冻保存，以防变干 |
| **适宜人群** | 咳嗽痰多、肠胃不和、记忆力减退、习惯性便秘患者 |
| **禁忌人群** | 胃虚腹泻者 |

## ✔ 相宜食物搭配及功效

| 鸡蛋 | 蜂蜜 | 猪心 | 粳米 |
|---|---|---|---|
 |  | |  |
| 帮助吸收维生素 A | 润肺止咳 | 开胃消食降压补脑 | 健脾养胃 |

## ✖ 相克食物搭配及影响

| 醋 | 胡萝卜 | 柿子 |
|---|---|---|
 |  |  |
| 降低营养价值 | 破坏维生素 C | 伤胃 |

## 功　效

茼蒿具有平补肝肾、缩小便、宽中理气的作用，对心悸、怔仲、失眠多梦、心烦不安、痰多咳嗽、腹泻、脘胀、夜尿频繁、腹痛寒疝等病症有食疗作用。

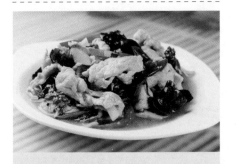

### 相宜小菜谱

茼蒿黑木耳炒肉

**原　料：** 茼蒿 100 克，瘦肉 90 克，彩椒 50 克，水发木耳 45 克，姜片、蒜末、葱段各少许

**调　料：** 盐 3 克，鸡粉 2 克，料酒 4 毫升，生抽 5 毫升，水淀粉、食用油各适量

**做法步骤：**

1. 木耳、瘦肉、彩椒、茼蒿洗净切块。
2. 肉片装碗，加调料腌渍。
3. 清水烧开，倒入木耳，煮一会再加入彩椒，至断生，沥干待用。
4. 倒入腌渍好的肉炒匀，淋入料酒。
5. 加入茼蒿和焯好的木耳、彩椒，炒匀，炒好后装盘即可。

# 胡萝卜

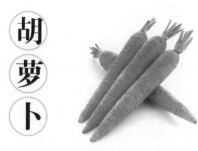

**别　名**　红萝卜、金笋、丁香萝卜

**选　购**　要选根粗大、心细小、质地脆嫩、外形完整的胡萝卜。另外，表面光泽、感觉沉重的才是好胡萝卜

**贮　存**　加热，放凉后用密封容器保存，冷藏可保存5天，冷冻可保存2个月

**适宜人群**　癌症、高血压、夜盲症、干眼症、营养不良、食欲不振、皮肤粗糙者

**禁忌人群**　脾胃虚寒者

## ✓ 相宜食物搭配及功效

| 香菜 | 绿豆芽 | 菠菜 | 大米 |
|---|---|---|---|
| 开胃消食 | 排毒瘦身 | 防止中风 | 改善肠胃功能 |

## ✗ 相克食物搭配及影响

| 酒 | 山楂 | 醋 | 红枣 |
|---|---|---|---|
| 损害肝脏 | 破坏维生素C | 降低营养价值 | 降低营养价值 |

## 功　效

胡萝卜有健脾和胃、补肝明目、清热解毒、壮阳补肾、透疹、降气止咳等食疗功效，对于肠胃不适、便秘、夜盲症、性功能低下、麻疹、百日咳、小儿营养不良等症状有食疗作用。

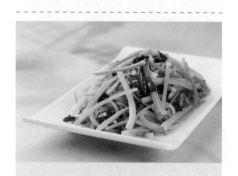

### 相宜小菜谱

**胡萝卜炒菠菜**

**原　料：** 菠菜180克，胡萝卜90克，蒜末少许

**调　料：** 盐3克，鸡粉2克，食用油适量

**做法步骤：**

1. 胡萝卜、菠菜洗净切好。

2. 水烧开，放入胡萝卜丝，撒上少许盐，搅匀。

3. 煮至食材断生后捞出，沥干。

4. 起锅，放入蒜末，爆香。

5. 倒入菠菜，炒匀，至其变软。

6. 放入胡萝卜丝，翻炒匀，加入盐、鸡粉，炒匀调味。

7. 盛出炒好的食材，装盘即可。

# 苹果

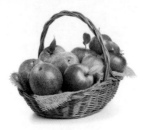

**别　　名** 滔婆、频婆、林檎

**选　　购** 选购苹果时，应挑选个头适中、果皮光洁、颜色艳丽的

**贮　　存** 苹果放在阴凉处可以保持7～10天，如果装入塑料袋放进冰箱里，能保存更长时间

**适宜人群** 慢性胃炎、神经性结肠炎、便秘、癌症、贫血患者和维生素C缺乏者

**禁忌人群** 胃寒病者、糖尿病患者

## ✓ 相宜食物搭配及功效

| 白木耳 | 香蕉 | 绿茶 | 枸杞 |
|---|---|---|---|
|  |  |  |  |
| 润肺止咳 | 防止铅中毒 | 防癌抗老化 | 有利吸收营养 |

## ✗ 相克食物搭配及影响

| 白萝卜 | 海鲜 | 甘蓝 |
|---|---|---|
| |  | |
| 导致甲状腺肿 | 腹痛、恶心、呕吐 | 影响维生素的吸收 |

## 功　效

苹果具有润肺健胃、生津止渴、止泻消食、顺气醒酒的功能，而且对癌症有食疗作用。苹果中含有大量的纤维素，常吃可使肠道内胆固醇含量减少，还可减少直肠癌的发生。

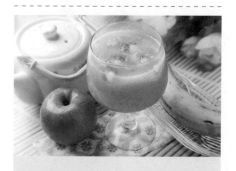

## 相宜小菜谱

**冰镇苹果香蕉汁**

**原　料：** 苹果1个，香蕉1根，柠檬汁30毫升，凉开水20毫升，冰块适量

**调　料：** 白糖20克

**做法步骤：**

1. 洗净的苹果、香蕉去皮切好。
2. 榨汁机倒入香蕉、苹果。
3. 再倒入备好的凉开水、柠檬汁。
4. 榨半分钟，将果汁倒入杯中。
5. 倒入白糖，搅拌至溶化。
6. 将果汁冷藏20分钟。
7. 待20分钟后将果汁取出，放入冰块即可。

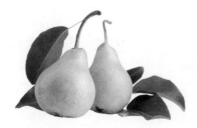

梨有止咳化痰、清热降火、养血生津、润肺祛燥、润五脏、镇静安神等功效，对高血压、心脏病、口渴便秘、头昏目眩、失眠多梦患者有良好的食疗作用。

| | |
|---|---|
| **别　名** | 快果、果宗、玉乳 |
| **选　购** | 果粒完整，无虫害、压伤，坚实 |
| **贮　存** | 置于室内阴凉角落处即可 |
| **适宜人群** | 咽喉发痒干痛、音哑、急慢性支气管炎、肺结核、高血压、小儿百日咳、鼻咽癌、喉癌、肺癌患者 |
| **禁忌人群** | 脾虚便溏、慢性肠炎、胃寒病、寒痰咳嗽或外感风寒咳嗽，以及糖尿病患者及产妇和经期中的女性 |

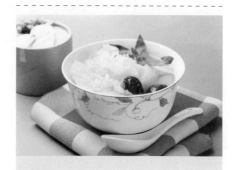

## ✓ 相宜食物搭配及功效

| 猪肺 | 蜂蜜 | 冰糖 | 姜汁 |
|---|---|---|---|
|  |  |  |  |
| 清热润肺助消化 | 缓解咳嗽 | 润肺解毒 | 止咳去痰 |

## ✗ 相克食物搭配及影响

| 螃蟹 | 猪肉 | 羊肉 | 白萝卜 |
|---|---|---|---|
|  |  |  |  |
| 引起腹泻损伤肠胃 | 伤肾脏 | 消化不良 | 不利于甲状腺 |

### 相宜小菜谱

冰糖梨子炖银耳

**原　料**：水发银耳150克，去皮雪梨半个，红枣5颗

**调　料**：冰糖8克

**做法步骤：**

1. 银耳、雪梨洗净切好。
2. 电饭锅通电后倒入银耳和雪梨。
3. 倒入洗净的红枣和冰糖。
4. 加入适量清水至没过食材。
5. 按下"功能"键，调至"甜品汤"状态，煮2小时至食材熟软入味。
6. 按下"取消"键，打开盖子，搅拌一下。
7. 断电后将煮好的甜品装碗即可。

# 葡萄

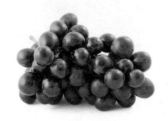

| | |
|---|---|
| **别　　名** | 草龙珠、山葫芦、蒲桃 |
| **选　　购** | 外观新鲜，大小均匀，枝梗新鲜牢固，颗粒饱满，较鲜艳，青籽和瘪籽少，外有白霜者，品质为最佳 |
| **贮　　存** | 可用保鲜袋密封好，放入冰箱内，这样能保存 4 ~ 5 天 |
| **适宜人群** | 冠心病、脂肪肝、四肢筋骨疼痛患者及儿童、孕妇等 |
| **禁忌人群** | 糖尿病、肥胖者，服用人参者等 |

## ✓ 相宜食物搭配及功效

| 薏仁 | 枸杞 | 蜂蜜 | 橙子 |
|---|---|---|---|
|  |  |  |  |
| 健脾利湿 | 补血 | 治感冒 | 预防贫血排毒养颜 |

## ✗ 相克食物搭配及影响

| 白萝卜 | 虾 | 海蜇皮 | 发菜 |
|---|---|---|---|
|  |  |  |  |
| 不利于甲状腺 | 同食刺激胃肠道 | 同食刺激胃肠道 | 同食刺激胃肠道 |

## 功 效

　　葡萄具有滋补肝肾、养血益气、强壮筋骨、生津除烦、健脑养神之功效。葡萄中含较多酒石酸，有助消化。此外，葡萄中所含的白藜芦醇可辅助保护心血管系统。

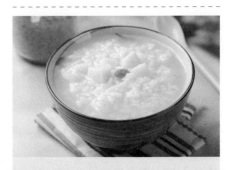

### 相宜小菜谱

山药葡萄干粥

**原 料：**山药150克，水发大米200克，莲子8克，葡萄干10克

**调 料：**白糖少许

**做法步骤：**

1. 洗净去皮的山药切成丁。
2. 注入适量清水烧开，倒入大米。
3. 用大火煮开后转小火煮20分钟。
4. 揭盖，放入备好的山药、莲子、葡萄干，拌匀。
5. 加盖续煮30分钟至食材熟透。
6. 揭盖，加入白糖，拌匀。
7. 关火后盛出煮好的粥，装碗即可。

# 西瓜

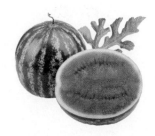

**别　　名**　寒瓜、夏瓜

**选　　购**　瓜皮表面光滑而坚硬、用手指弹瓜可听到"嘭嘭"声的是熟瓜

**贮　　存**　切开后用保鲜膜裹住，可低温保存3天左右

**适宜人群**　慢性肾炎、高血压、黄疸肝炎、胆囊炎、水肿、发热烦渴等病症患者

**禁忌人群**　肠炎、胃炎等属于虚冷体质的人，糖尿病患者、产妇及经期中的女性

## ✓ 相宜食物搭配及功效

| 大蒜 | 绿茶 | 鸡蛋 | 鳝鱼 |
|---|---|---|---|
|  |  |  |  |
| 提供丰富的营养 | 提神醒脑振作情绪 | 滋阴润燥 | 补虚损祛风湿 |

## ✗ 相克食物搭配及影响

| 冰淇淋 | 羊肉 | 鱼肉 | 酪梨 |
|---|---|---|---|
|  |  |  |  |
| 腹泻 | 腹胀、腹泻、腹痛 | 降低锌的吸收 | 诱发呕吐 |

## 功　效

西瓜具有清热解暑、除烦止渴、降压美容、利水消肿等功效。西瓜富含多种维生素，具有平衡血压、调节心脏功能等食疗作用，可以辅助促进新陈代谢，可软化及扩张血管。

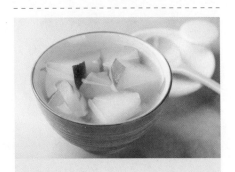

### 相宜小菜谱

**西瓜翠衣冬瓜汤**

**原　料：** 西瓜200克，冬瓜175克

**调　料：** 盐、鸡粉各1克

**做法步骤：**

1. 洗净的冬瓜切长方块。
2. 洗净的西瓜切小瓣，去籽，再切小块，备用。
3. 砂锅中注入适量清水烧开。
4. 倒入切好的西瓜、冬瓜，拌匀。
5. 烧开后用小火煮约30分钟。
6. 揭盖，加入少许盐、鸡粉，拌匀调味。
7. 关火后盛出煮好的汤料即可。

# 橘子

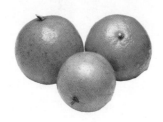

**别　　名** 福橘、蜜橘、大红袍、黄橘

**选　　购** 挑选表面平滑光亮、外表皮薄，底部是灰色的小圆圈为好

**贮　　存** 如果要长期贮存，放进冰箱保鲜，可保存1个月不变

**适宜人群** 老年心血管病、慢性支气管炎、老年气喘患者

**禁忌人群** 风寒咳嗽、多痰、糖尿病、口疮、食欲不振、大便稀溏者

## ✓ 相宜食物搭配及功效

| 玉米 | 黑木耳 | 白糖 | 生姜 |
|---|---|---|---|
| 有利于吸收维生素 | 可治疗痛经 | 提供丰富营养 | 治疗感冒 |

## ✗ 相克食物搭配及影响

| 白萝卜 | 发菜 | 牛奶 | 蟹 |
|---|---|---|---|
| 不利于甲状腺 | 影响消化 | 妨碍营养吸收 | 易导致痰凝、腹胀 |

## 功　效

橘子具有开胃理气、生津润肺、化痰止咳等功效，可用于脾胃气滞、胸腹胀闷、呃逆少食、胃肠燥热、肺热咳嗽等症。橘子富含维生素C与柠檬酸，具美容和消除疲劳的食疗作用。

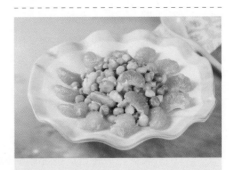

### 相宜小菜谱

**橘子豌豆炒玉米**

**原　料：** 玉米粒70克，豌豆95克，橘子肉120克，葱段少许

**调　料：** 盐1克，鸡粉1克，水淀粉、食用油各适量

**做法步骤：**

1. 水烧开，加入少许盐、食用油。
2. 倒入玉米粒，拌匀，煮1分钟至其断生，放豌豆、橘子肉拌匀，煮半分钟，捞出沥干。
3. 倒适量油烧热，加葱段爆香。
4. 放入食材，炒匀。
5. 加入适量盐、鸡粉，炒匀。
6. 倒入少许水淀粉，炒匀。
7. 盛出炒好的食材，装盘。

香蕉

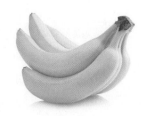

香蕉具有清热、通便、解酒、降血压、抗癌之功效。香蕉中的钾能降低身体对钠盐的吸收，故有降血压的作用。纤维素可使大便软滑松软，易于排出，对便秘、痔疮患者有益。

**别　名** 蕉果

**选　购** 梳柄完整，无缺只和脱落现象，单只香蕉体弯曲，果实丰满肥壮、色泽新鲜光亮、无霉菌、无创伤为好

**贮　存** 不宜放在冰箱，用密封袋保存

**适宜人群** 减肥、发热、口干烦渴、大便干燥难解、中毒性消化不良者等

**禁忌人群** 慢性肠炎、虚寒腹泻、胃酸过多者，关节炎或肌肉疼痛者

## ✓ 相宜食物搭配及功效

| 牛奶 | 燕麦 | 李子 | 银耳 |
|---|---|---|---|
| 促进消化 | 改善睡眠 | 清热润肠 | 养肺通便 |

## ✗ 相克食物搭配及影响

| 芋头 | 红薯 | 酸奶 | 菠萝 |
|---|---|---|---|
| 引起腹胀 | 引起身体不适 | 产生致癌物质 | 增加血钾浓度 |

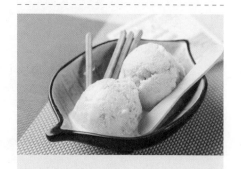

**相宜小菜谱**

香蕉燕麦冰淇淋

**原　料：** 牛奶 300 毫升，植物奶油 300 克，糖粉 150 克，蛋黄 2 个，玉米淀粉 15 克，香蕉泥 200 克，燕麦 100 克，蜂蜜 20 克

**工　具：** 搅拌器、电动搅拌器、温度计、挖球器、保鲜盒各 1 个，保鲜膜适量

**做法步骤：**

1. 奶锅倒入玉米淀粉、牛奶，搅匀。

2. 煮至 80℃关火倒入糖粉，搅匀。

3. 打出蛋液，把奶浆倒入蛋液。

4. 搅匀，倒入植物奶油，制成浆汁。

5. 倒入香蕉泥、燕麦、蜂蜜，打匀。

6. 封上保鲜膜，放冰箱冷冻至定形。

7. 撕去保鲜膜，冰淇淋球装碟即可。

# 桃子

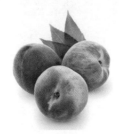

| | |
|---|---|
| **别　　名** | 佛桃、水蜜桃 |
| **选　　购** | 果个大，形状端正，色泽鲜艳，果肉白净，粗纤维少，肉质柔软并与果核黏连，皮薄易剥离者为优 |
| **贮　　存** | 存放在室温中即可 |
| **适宜人群** | 低血糖、低血钾、缺铁性贫血、肺病、肝病、水肿患者，消化力弱者 |
| **禁忌人群** | 内热生疮、毛囊炎、痈疖和面部痤疮、糖尿病患者 |

## ✓ 相宜食物搭配及功效

| 牛奶 | 莴笋 | 酸奶 |
|---|---|---|
|  |  |  |
| 易滋养皮肤 | 营养丰富 | 营养丰富 |

## ✗ 相克食物搭配及影响

| 鳖 | 酒 | 蟹 | 白萝卜 |
|---|---|---|---|
| | | | |
| 心痛 | 头晕呕吐心跳加快 | 影响蛋白质的吸收 | 破坏维生素C |

## 功　效

桃子具有补心、解渴、充饥、生津之功效，含较多的有机酸和纤维素，能促进消化液的分泌，增加胃肠蠕动，增加食欲，有助于消化。

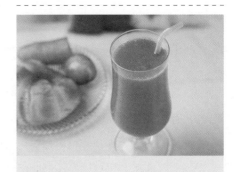

### 相宜小菜谱

**桃子胡萝卜汁**

原　料：桃子1个，胡萝卜85克

**做法步骤：**

1.洗净的桃子去头尾，切取果肉，改切成小块。

2.洗好去皮的胡萝卜切条形，改切成丁，备用。

3.取榨汁机，选择搅拌刀座组合，倒入切好的桃子、胡萝卜。

4.加入适量矿泉水。

5.盖上盖，选择"榨汁"功能，榨取汁水。

6.断电后揭开盖，倒出果汁。

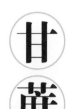

# 甘蔗

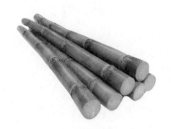

| 别 名 | 薯蔗、黄皮果蔗 |
| --- | --- |
| 选 购 | 新鲜甘蔗质地坚硬，瓜瓤部呈乳白色，有清香 |
| 贮 存 | 放置在阴凉通风处可保存2周左右 |
| 适宜人群 | 肺热干咳、胃热呕吐、肠燥便秘、小儿痘疹、饮酒过量、发烧、口干舌燥者 |
| 禁忌人群 | 脾胃虚寒、胃腹寒痛、糖尿病患者 |

## ✓ 相宜食物搭配及功效

| 生姜 | 粟米 | 菊花 | 高粱 |
| --- | --- | --- | --- |
|  |  |  |  |
| 止呕去痰 生津下气 | 补脾润肺 | 消暑解渴 | 补阴益寿 滋阴润燥 |

## ✗ 相克食物搭配及影响

| 贝类 | 鱼 | 白酒 | 葡萄酒 |
| --- | --- | --- | --- |
|  |  |  |  |
| 同食影响 铜的吸收 | 同食无益 人体 | 生痰 | 降低对铜 的吸收 |

## 功 效

甘蔗不但能给食物添加甜味，而且还可以提供人体所需的营养和热量。甘蔗具有清热、生津、下气、润燥及解酒等功效，主治热病津伤、心烦口渴、肺燥咳嗽、大便燥结等病症。

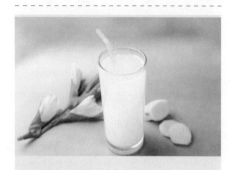

**相宜小菜谱**

甘蔗生姜汁

原 料：甘蔗95克，生姜30克

**做法步骤：**

1. 将去皮洗净的生姜切条，改切成小块。

2. 洗好去皮的甘蔗切段，对半切开，改切成丁，备用。

3. 取榨汁机，选择搅拌刀座组合，倒入切好的食材。

4. 注入适量温开水，盖好盖。

5. 选择"榨汁"功能，榨约30秒，榨出汁水。

6. 断电后将甘蔗汁倒入杯中即可。

# 橙子

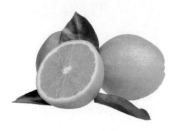

| | |
|---|---|
| 别　　名 | 黄果、香橙、金球 |
| 选　　购 | 颜色越深说明越成熟，密度大的橙子的水分多 |
| 贮　　存 | 用大蒜或大蒜头捣碎或切片熬水浸泡，可使橙子保鲜 4 ~ 5 个月 |
| 适宜人群 | 胸膈满闷、恶心欲吐、瘿瘤之人及饮酒过多、宿醉未消之人 |
| 禁忌人群 | 糖尿病患者 |

## ✓ 相宜食物搭配及功效

| 黄酒 | 蜂蜜 | 玉米 | 奶油 |
|---|---|---|---|
|  |  |  |  |
| 治乳腺炎 | 治胃气不和 | 促进维生素的吸收 | 降低胆固醇吸收 |

## ✗ 相克食物搭配及影响

| 猪肝 | 牛奶 | 虾 | 猪肉 |
|---|---|---|---|
|  |  |  |  |
| 同食破坏维生素 C | 影响消化 | 产生毒素 | 恶心腹痛 |

## 功　效

橙子有化痰、健脾、温胃、助消化、增食欲、增强毛细血管韧性、降低血脂等功效，对高血压患者有补益作用。常吃橙子有助维持大脑活力、提高敏锐度。果皮可作健胃剂、芳香调味剂。

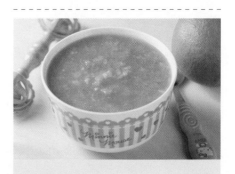

### 相宜小菜谱

橙子南瓜羹

原　料：南瓜 200 克，橙子 120 克

调　料：冰糖适量

做法步骤：

1. 南瓜、橙子洗净切好。
2. 水烧开，放入南瓜片。
3. 烧开后蒸约 20 分钟至南瓜软烂。
4. 取出南瓜片，捣泥。
5. 锅中注入适量清水烧开，倒入适量冰糖，搅拌匀，煮至溶化。
6. 倒入南瓜泥，快速搅散，倒入橙子肉，搅拌匀。
7. 用大火煮 1 分钟。
8. 盛出煮好的食材，装碗中即可。

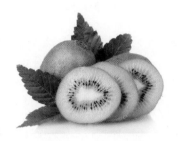

# 猕猴桃

别　　名　奇异果、狐狸桃、野梨、洋桃

选　　购　选头尖尖的，像小鸡嘴巴，颜色略深接近土黄色的外皮

贮　　存　放置冰箱可保存 2 ~ 3 个月

适宜人群　胃癌、肺癌、乳腺癌、高血压、冠心病、黄疸肝炎、尿道结石患者，食欲不振、常吃烧烤类食物的人等

禁忌人群　脾胃虚寒、腹泻便溏者、糖尿病患者、先兆性流产和妊娠的女性

## ✓ 相宜食物搭配及功效

| 蜂蜜 | 生姜 | 薏仁 | 橙子 |
|---|---|---|---|
|  |  | |  |
| 清热生津润燥止渴 | 清热和胃 | 抑制癌细胞 | 预防关节磨损 |

## ✗ 相克食物搭配及影响

| 牛奶 | 肝脏 | 萝卜 | 黄瓜 |
|---|---|---|---|
|  |  | |  |
| 腹胀、腹痛、腹泻 | 易破坏维生素 C | 引起甲状腺肿大 | 影响维生素 C 吸收 |

## 功　效

猕猴桃有生津解热、调中下气、止渴利尿、滋补强身之功效，含有硫醇蛋白酵素的水解酵素和超氧化物歧化酵素，有养颜、提高免疫力、抗癌、抗衰老、抗肿消炎等辅助功能。

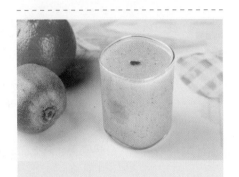

### 相宜小菜谱

酸甜猕猴桃柳橙汁

原　料：橙子 150 克，猕猴桃 80 克

调　料：蜂蜜 10 克

**做法步骤：**

1. 洗净的橙子、猕猴桃切块。
2. 榨汁机选搅拌刀座组合，倒入猕猴桃、橙子。
3. 加入适量矿泉水。
4. 选择"榨汁"功能，榨取果汁。
5. 放入适量蜂蜜。
6. 再次选择"榨汁"功能，搅拌均匀。
7. 把搅拌匀的果汁倒入杯中即可。

# 菠萝

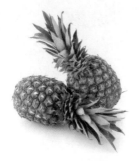

| | | |
|---|---|---|
| **别　　名** | 凤梨、番梨、露兜子 | |
| **选　　购** | 大小均匀适中，果形端正，芽眼数量少 | |
| **贮　　存** | 未削皮放在阴凉处常温保存，已削皮用保鲜膜包好，放在冰箱里 | |
| **适宜人群** | 伤暑、身热烦渴、高血压、支气管炎、消化不良者 | |
| **禁忌人群** | 过敏体质、溃疡病、肾脏病、凝血功能障碍、发热及患有湿疹者 | |

## ✓ 相宜食物搭配及功效

| 茅根 | 鸡肉 | 猪肉 | 冰糖 |
|---|---|---|---|
|  |  |  |  |
| 治疗肾炎 | 补虚填精温中益气 | 促进蛋白质吸收 | 生津止渴 |

## ✕ 相克食物搭配及影响

| 牛奶 | 鸡蛋 | 白萝卜 |
|---|---|---|
|  |  |  |
| 影响消化吸收 | 影响消化吸收 | 破坏维生素C |

## 功　效

　　菠萝具有清暑解渴、消食止泻、补脾胃、固元气、益气血、祛湿等功效，含有丰富的菠萝朊酵素，能分解蛋白质，帮助消化，尤其是过食肉类及油腻食物之后，吃些菠萝更为适宜。

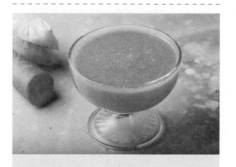

### 相宜小菜谱

胡萝卜菠萝汁

**原　料：** 菠萝、胡萝卜各100克

**做法步骤：**

1.洗净去皮的菠萝、胡萝卜切小块。

2.榨汁机选搅拌刀座组合，放入切好的菠萝、胡萝卜。

3.倒入适量矿泉水。

4.选择"榨汁"功能，开始榨取果蔬汁。

5.把榨好的果蔬汁倒入杯中即可。

# 荔枝

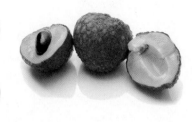

**别　　名** 妃子笑、丹荔

**选　　购** 新鲜荔枝的颜色一般不会很鲜艳，好荔枝的手感应该发紧且有弹性

**贮　　存** 可以在荔枝喷上点水，装在塑料保鲜袋中，放入冰箱贮存

**适宜人群** 体质虚弱、病后津液不足、贫血、脾虚腹泻或老年人五更泄、胃寒疼痛、口臭者

**禁忌人群** 出血病、女性妊娠及糖尿病患者

## ✔ 相宜食物搭配及功效

| 红枣 | 白酒 | 黄酒 | 鸭肉 |
|---|---|---|---|
|  |  |  |  |
| 治脾虚腹泻 | 治胃痛 | 治感冒 | 补中益气补血生津 |

## ✘ 相克食物搭配及影响

| 肝脏 | 鹅肉 | 核桃 | 黄瓜 |
|---|---|---|---|
|  |  |  |  |
| 破坏维生素 C | 破坏维生素 C | 脸上长斑 | 破坏维生素 C |

## 功　效

鲜荔枝能生津止渴、和胃平逆，干荔枝水煎或煮粥食用有补肝肾、健脾胃、益气血的功效，是病后体虚、年少体弱、贫血、心悸、失眠等患者的滋补果品。

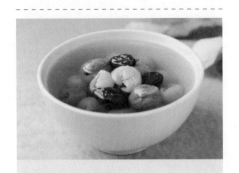

### 相宜小菜谱

红枣荔枝桂圆糖水

**原　料：** 红枣 6 克，荔枝干 7 克，桂圆肉 12 克

**调　料：** 冰糖 15 克

**做法步骤：**

1. 水烧开，倒入荔枝干、桂圆肉、红枣。
2. 烧开后用小火煮 20 分钟至材料熟软。
3. 加入冰糖，搅拌均匀。
4. 用小火续煮 5 分钟至冰糖溶化。
5. 揭盖，搅拌均匀。

# 猪肉

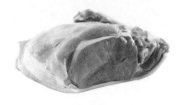

| 别　　名 | 豕肉、豚肉、彘肉等 |
|---|---|
| 选　　购 | 新鲜猪肉有光泽、红色均匀，用手指压肌肉后，凹陷部分能立即恢复 |
| 贮　　存 | 买回的猪肉先用水洗净，然后分割成小块，装入保鲜袋，再放入冰箱保存 |
| 适宜人群 | 身体虚弱者、老人、儿童、孕产妇 |
| 禁忌人群 | 体胖、舌苔厚腻者，冠心病、高血压、高血脂等患者以及风邪偏盛者 |

## ✓ 相宜食物搭配及功效

| 芋头 | 红薯 | 白萝卜 | 白菜 |
|---|---|---|---|
|  |  |  |  |
| 滋阴润燥养胃益气 | 降低胆固醇 | 消食、除胀、通便 | 开胃消食 |

## ✗ 相克食物搭配及影响

| 田螺 | 茶 | 鲤鱼 | 杏仁 |
|---|---|---|---|
|  |  |  | 　 |
| 易伤肠胃 | 容易造成便秘 | 有害健康 | 引起腹痛 |

## 功　效

　　猪肉具有滋阴润燥、补虚养血的功效，对便秘、燥咳等病症有食疗作用。猪肉既可提供血红素（有机铁）和促进铁吸收的半胱氨酸，又可提供人体所需的脂肪酸，所以能改善贫血。

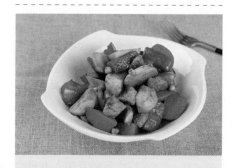

### 相宜小菜谱

芋头煮猪肉

**原　料：** 猪肉 150 克，芋头 80 克，胡萝卜 50 克，魔芋 50 克，豌豆粒适量

**调　料：** 白糖 10 克，料酒、生抽各 10 毫升，食用油适量

**做法步骤：**

1. 猪肉切小块；洗好的胡萝卜切小块；魔芋切块；小芋头切小块。

2. 热锅注水烧沸，放猪肉、胡萝卜、小芋头，加盖中火煮 5 分钟至熟。

3. 放入魔芋、豌豆，搅拌均匀，煮 2 分钟，捞起沥干。

4. 热锅注油，加生抽、料酒、清水、白糖，炒匀，放入食材，用中火炒匀，煮 5 分钟，装入盘中即可。

# 牛肉

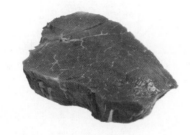

| | |
|---|---|
| **别　　名** | 黄牛肉 |
| **选　　购** | 有光泽，红色均匀，脂肪洁白或淡黄色；外表微干，不黏手，弹性好 |
| **贮　　存** | 2天内吃完，可放在冷藏室保存。如需要冷冻，则可将牛肉切小块，每次食用时再取出小块解冻 |
| **适宜人群** | 高血压、冠心病、血管硬化和糖尿病患者，老年人、儿童以及体虚者 |
| **禁忌人群** | 内热者，皮肤病、肝病、肾病患者 |

## ✓ 相宜食物搭配及功效

| 土豆 | 洋葱 | 鸡蛋 | 枸杞 |
|---|---|---|---|
|  |  |  |  |
| 保护胃黏膜 | 补脾健胃 | 延缓衰老 | 养血补气 |

## ✗ 相克食物搭配及影响

| 酒 | 鲶鱼 | 红糖 | 橄榄 |
|---|---|---|---|
|  |  |  |  |
| 导致上火 | 引起中毒 | 引起腹胀 | 引起身体不适 |

## 功　效

牛肉补脾胃、益气血、强筋骨，对虚损羸瘦、口干、脾胃虚弱、癖积、水肿、腰膝酸痛、久病体虚、面色萎黄、头晕目眩等病症有食疗作用。多吃牛肉，对肌肉生长有好处。

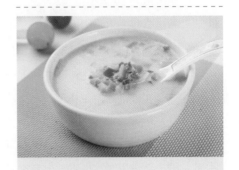

### 相宜小菜谱

**牛肉南瓜汤**

**原　料**：牛肉120克，南瓜95克，胡萝卜、洋葱各50克，牛奶100毫升，高汤800毫升，黄油少许

**做法步骤：**

1. 洋葱、胡萝卜、南瓜、牛肉洗净切好。
2. 把黄油倒入锅内，拌匀至其溶化。
3. 倒入牛肉，炒至其变色。
4. 放入洋葱、南瓜、胡萝卜，炒至变软。
5. 加入牛奶，倒入高汤。
6. 搅拌均匀，用中火煮至食材入味。
7. 关火后盛出煮好的汤即可。

# 羊肉

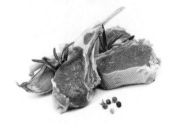

**别　　名** 古称之为羝肉、羯肉

**选　　购** 肉色鲜红均匀，有光泽，肉质细而紧密，有弹性，外表略干，不黏手

**贮　　存** 买回的新鲜羊肉要及时进行冷却或冷藏，使肉温降到5℃以下，以便减少细菌污染，延长保鲜期

**适宜人群** 体虚胃寒、反胃、中老年体虚者

**禁忌人群** 感冒发热、高血压、肝病、急性肠炎和其他感染病者

## ✓ 相宜食物搭配及功效

| 生姜 | 香菜 | 鸡蛋 | 山药 |
|---|---|---|---|
|  |  |  |  |
| 治疗腹痛 | 增强免疫力 | 延缓衰老 | 健脾胃 |

## ✗ 相克食物搭配及影响

| 南瓜 | 赤小豆 | 西瓜 | 竹笋 |
|---|---|---|---|
|  |  |  |  |
| 消化不良 | 降低羊肉温补作用 | 损伤元气 | 引起中毒 |

## 功　效

寒冬常吃羊肉有益气补虚、促进血液循环、使皮肤红润、增强御寒能力等食疗作用。羊肉还可增加消化酵素，保护胃壁，帮助消化。中医认为，羊肉还有补肾壮阳的作用。

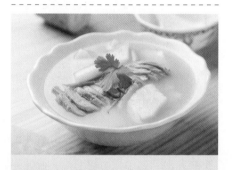

### 相宜小菜谱

*山药羊肉汤*

**原　料：** 羊肉300克，山药块250克，葱段、姜片各少许

**做法步骤：**

1. 水烧开，倒入洗净的羊肉块。

2. 搅匀，煮约2分钟，捞出羊肉。

3. 将羊肉过一下冷水，装盘。

4. 水烧开，倒入山药块。

5. 倒入葱、姜、羊肉，拌匀。

6. 用大火烧开后转至小火炖煮约40分钟。

7. 捞出煮好的羊肉，装盘。

8. 将煮好的羊肉切块，装碗。

9. 浇上锅中煮好的汤水即可。

# 猪肝

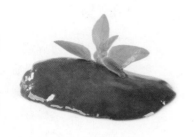

**别　　名** 血肝

**选　　购** 新鲜猪肝呈褐色或紫色，用手按压坚实有弹性，有光泽，无腥臭异味

**贮　　存** 可用大豆沙拉油将其涂抹搅拌，然后放入冰箱内，可延长保鲜期

**适宜人群** 气血虚弱、面色萎黄、缺铁者，夜盲、电脑工作者以及癌症患者等

**禁忌人群** 高血压、肥胖症、冠心病及高血脂患者

## ✓ 相宜食物搭配及功效

| 松子 | 大蒜 | 榛子 | 菠菜 |
|---|---|---|---|
|  |  |  |  |
| 促进营养物质吸收 | 促进营养物质吸收 | 有利钙的吸收 | 改善贫血 |

## ✗ 相克食物搭配及影响

| 鲫鱼 | 山楂 | 鲤鱼 | 豆腐 |
|---|---|---|---|
|  |  |  |  |
| 引起中毒 | 破坏维生素C | 影响消化 | 诱发痼疾 |

## 功　效

常食猪肝可辅助预防眼睛干涩、疲劳，可调节和改善贫血病人造血系统的生理功能，还能帮助去除身体中的一些有毒成分。猪肝还含有维生素C和硒，能增强人体的免疫力。

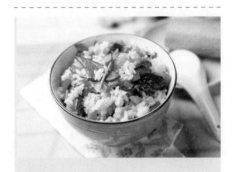

### 相宜小菜谱

菠菜猪肝炒饭

**原　料：** 猪肝90克，菠菜60克，去皮胡萝卜95克，熟米饭200克

**调　料：** 盐、鸡粉各2克，料酒、水淀粉各5毫升，食用油适量

**做法步骤：**

1. 胡萝卜、菠菜、猪肝洗净切好。

2. 猪肝加料酒、水淀粉等拌匀腌渍。

3. 菠菜焯煮至断生，捞出沥干。

4. 猪肝余煮一会，捞出沥干。

5. 热油，倒入胡萝卜，炒匀，倒入猪肝、熟米饭，炒至熟软。

6. 加盐、鸡粉调味，翻炒约1分钟至入味，倒入菠菜，炒匀。

7. 关火后盛出炒饭，装碗。

# 鸡肉

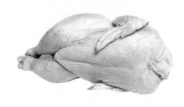

**别　名** 家鸡肉

**选　购** 肉质紧密排列，颜色呈干净的粉红色而有光泽，皮呈米色，毛囊凸出

**贮　存** 如果一时吃不完，最好将剩下的鸡肉煮熟保存，而不要生的保存

**适宜人群** 虚劳瘦弱、营养不良、气血不足、面色萎黄者，以及体虚的产妇

**禁忌人群** 内火偏旺、痰湿偏重、感冒发热、胆囊炎、胆石症、肥胖症等患者

## ✓ 相宜食物搭配及功效

| 枸杞 | 人参 | 柠檬 | 绿豆 |
|---|---|---|---|
|  |  |  |  |
| 补五脏益气血 | 止渴生津 | 增强食欲 | 降低心血管病发病 |

## ✕ 相克食物搭配及影响

| 芹菜 | 芥菜 | 鲤鱼 | 糯米 |
|---|---|---|---|
|  |  |  |  |
| 易伤元气 | 影响身体健康 | 引起中毒 | 引起不适胃胀 |

## 功　效

鸡肉具有健脾益气、补精填髓、益五脏、补虚损、强筋骨的功效。冬季多喝些鸡汤可提高自身免疫力，流感患者多喝点鸡汤有助于缓解感冒引起的鼻塞、咳嗽等症状。

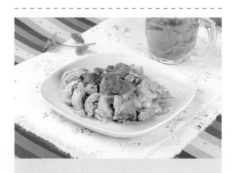

### 相宜小菜谱

**枸杞醉鸡**

**原　料：** 鸡胸肉 160 克，水发木耳 50 克，金针菇 85 克，水发大米 200 克，姜丝、葱花各少许

**调　料：** 盐 3 克，鸡粉 3 克，水淀粉 3 毫升，芝麻油 2 毫升，食用油适量

**做法步骤：**

1. 金针菇、木耳洗净切好。
2. 鸡胸肉洗净切薄片装碗，加入盐、鸡粉、水淀粉、食用油调味腌渍。
3. 大米放水中，淋油拌匀，煮熟。加木耳拌匀，倒入鸡肉、金针菇。
4. 煮至食材熟透，加调味料拌匀。
5. 淋芝麻油，拌匀，再煮片刻。
6. 端出粥，撒上葱花即成。

# 乌鸡

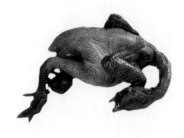

乌鸡具有滋阴、补肾、养血、添精、益肝、退热、补虚作用，能调节人体免疫功能，抗衰老。乌鸡体内的黑色物质含铁、铜元素较多，对于病后、产后贫血症具有补血的食疗作用。

| 别　　名 | 黑脚鸡、乌骨鸡、药鸡 |
|---|---|
| 选　　购 | 乌鸡体态非常清秀，冠和肉髯呈绛色，耳垂翠绿色，全身羽毛洁白，喙、舌、皮、肉、骨、内脏、脚等俱为黑色 |
| 贮　　存 | 保鲜膜包裹后放入冰箱冷冻保鲜 |
| 适宜人群 | 体虚血亏、肝肾不足、脾胃不健者 |
| 禁忌人群 | 感冒发热者、咳嗽多痰者、湿热内蕴者、腹胀者、皮肤疾病者 |

## ✓ 相宜食物搭配及功效

| 三七 | 核桃仁 | 粳米 | 红枣 |
|---|---|---|---|
|  |  |  |  |
| 增强免疫力 | 提升补锌的功效 | 养阴、祛热、补中 | 补血养颜 |

## ✗ 相克食物搭配及影响

| 狗肾 | 大豆 |
|---|---|
|  |  |
| 引起腹痛腹泻 | 降低乌鸡肉的营养 |

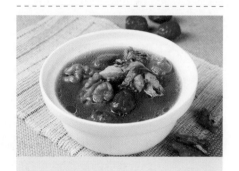

### 相宜小菜谱

黑豆核桃乌鸡汤

原　料：乌鸡块350克，水发黑豆80克，水发莲子30克，核桃仁30克，红枣25克，桂圆肉20克

调　料：盐2克

做法步骤：

1. 水烧开，倒入乌鸡块氽煮。
2. 捞出乌鸡块，沥干装盘。
3. 砂锅中倒入乌鸡块、黑豆、莲子、核桃仁、红枣、桂圆肉，拌匀。
4. 大火煮开转小火煮3小时至食材熟软。
5. 加入盐，搅拌片刻至入味。
6. 盛出煮好的汤，装碗即可。

# 鸡蛋

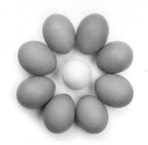

| 别 名 | 鸡卵、鸡子 |
|---|---|
| 选 购 | 用拇指、食指和中指捏住鸡蛋摇晃，好的蛋没有声音 |
| 贮 存 | 在20℃左右时，鸡蛋大概能放1周；如放冰箱里保存，保鲜半个月 |
| 适宜人群 | 体质虚弱、营养不良、贫血、女性产后病后以及老年"三高"等患者 |
| 禁忌人群 | 肝炎、高热、腹泻、胆石症、皮肤生疮化脓等病症者，肾病患者 |

## ✓ 相宜食物搭配及功效

| 苦瓜 | 醋 | 干贝 | 百合 |
|---|---|---|---|
|  |  |  |  |
| 利于骨骼牙齿健康 | 降低血脂 | 增强人体免疫力 | 清热解毒养心安神 |

## ✗ 相克食物搭配及影响

| 大蒜 | 红薯 | 茶 | 味精 |
|---|---|---|---|
|  |  |  |  |
| 降低营养成分 | 容易造成腹痛 | 不利肠胃消化 | 对人体有害 |

## 功 效

蛋白性微寒而气清，能益精补气、润肺利咽、清热解毒，还具有护肤美肤的辅助作用，有助于延缓衰老；蛋黄性温而气浑，有滋阴润燥、养血息风的辅助作用。

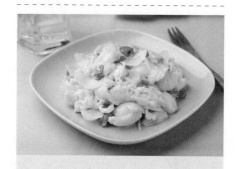

### 相宜小菜谱

**鸡蛋炒百合**

**原料：** 鲜百合140克，胡萝卜25克，鸡蛋2个，葱花少许

**调料：** 盐、鸡粉各2克，白糖3克，食用油适量

**做法步骤：**

1. 洗净去皮的胡萝卜切成片。

2. 水烧开，倒入胡萝卜，拌匀，放入洗好的百合，拌匀。

3. 加入少许白糖，煮至食材断生。

4. 捞出材料，沥干待用。

5. 起锅，倒入蛋液，炒匀。

6. 放入材料，炒匀。

7. 撒上葱花，炒出葱香味。

8. 盛出炒好的菜肴即可。

# 鸭蛋

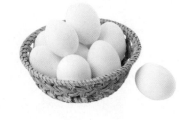

| 别　　名 | 鸭卵 |
| --- | --- |
| 选　　购 | 外壳干净，光滑圆润无裂缝，蛋壳呈青色 |
| 贮　　存 | 在鸭蛋的表面涂食用油或凡士林，可阻止细菌侵入，延长保鲜时间 |
| 适宜人群 | 肺热咳嗽、喉痛、泻痢等患者 |
| 禁忌人群 | 寒湿下痢、脾阳不足、食后气滞痞闷，以及癌症、高脂血症、高血压病、动脉硬化、脂肪肝等患者 |

## ✓ 相宜食物搭配及功效

| 百合 | 马齿苋 | 银耳 | 黑木耳 |
| --- | --- | --- | --- |
|  |  |  |  |
| 滋阴润肺 | 有利肠胃消化 | 治疗咽喉干燥等症 | 提神健脑 |

## ✗ 相克食物搭配及影响

| 李子 | 桑椹 | 鳖 |
| --- | --- | --- |
|  |  |  |
| 引起中毒 | 引起肠胃不适 | 伤人阳气 |

## 功　效

鸭蛋具有滋阴清肺、止痢之功效，对喉痛、牙痛、热咳、胸闷、赤白痢等病症有食疗作用，对水肿胀满等有一定的食疗功效，外用还可缓解疮毒。

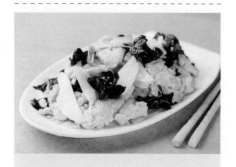

### 相宜小菜谱

**茭白木耳炒鸭蛋**

**原料：** 茭白300克，鸭蛋2个，水发木耳40克，葱段少许

**调料：** 盐4克，鸡粉3克，水淀粉10毫升，食用油适量

**做法步骤：**

1. 木耳、茭白洗净切好。

2. 鸭蛋打碗搅散，放入少许盐、鸡粉，倒入水淀粉，打散，调匀。

3. 水烧开，倒入茭白、木耳，加盐调味，搅匀，煮至七成熟。

4. 起锅，倒入蛋液，搅散，翻炒至七成熟，盛出。

5. 葱段爆香，倒入茭白、木耳，炒匀。

6. 放入鸭蛋，炒匀调味，装盘。

# 鹌鹑蛋

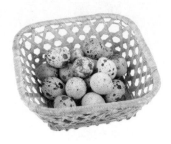

| 别 名 | 鹑鸟蛋、鹌鹑卵 |
| --- | --- |
| 选 购 | 蛋外壳呈灰白色，带有红褐色或紫褐色的斑纹，其色泽鲜艳，外壳坚硬，富有光泽 |
| 贮 存 | 直接放入冰箱即可 |
| 适宜人群 | 一般人群及心血管病患者 |
| 禁忌人群 | 脑血管病人 |

## ✓ 相宜食物搭配及功效

| 银耳 | 牛奶 | 韭菜 | 口蘑 |
| --- | --- | --- | --- |
|  |  |  |  |
| 强精补肾提神健脑 | 增强免疫力 | 缓解肾虚 | 补充营养 |

## ✗ 相克食物搭配及影响

| 香菇 | 猪肝 | 猪肉 |
| --- | --- | --- |
|  | | |
| 同食面生黑斑 | 同食面生黑斑 | 皮肤表面色素沉着 |

## 功 效

鹌鹑蛋具有强筋壮骨、补气益气、除风湿的功效，为滋补食疗佳品。其对胆怯健忘、头晕目眩、久病或老弱体衰、气血不足、心悸失眠、体倦食少等病症有食疗效用。

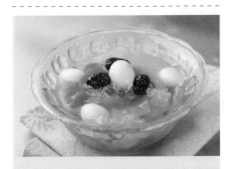

### 相宜小菜谱

**木瓜银耳炖鹌鹑蛋**

**原 料：** 木瓜 200 克，水发银耳 100 克，鹌鹑蛋 90 克，红枣 20 克，枸杞 10 克

**调 料：** 冰糖适量

**做法步骤：**

1. 去皮的木瓜、银耳洗净切小块。

2. 水烧开，放入红枣、木瓜、银耳，搅匀。

3. 用小火炖 20 分钟，至食材熟软。

4. 放入鹌鹑蛋、冰糖，煮 5 分钟，至冰糖溶化。

5. 加入枸杞，再略煮片刻。

6. 继续搅拌，使其更入味。

7. 关火后盛出食材，装碗即可。

# 牛奶

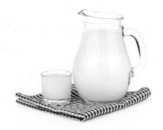

**别　　名** 牛乳

**选　　购** 新鲜优质牛奶应有鲜美的乳香味，以乳白色、无杂质、质地均匀为宜

**贮　　存** 牛奶买回来后应尽快放入冰箱冷藏，以低于7℃为宜

**适宜人群** 消化道溃疡、病后体虚、黄疸、大便秘结、气血不足、阴虚便秘患者

**禁忌人群** 胃切除、胆囊炎及胰腺炎、肝硬化、肾衰竭、泌尿系统结石患者等

## ✓ 相宜食物搭配及功效

| 木瓜 | 火龙果 | 草莓 | 芒果 |
|---|---|---|---|
|  |  |  |  |
| 美白护肤通便 | 解毒功效 | 养心安神 | 延缓衰老 |

## ✗ 相克食物搭配及影响

| 韭菜 | 巧克力 | 柑橘 | 菠萝 |
|---|---|---|---|
| |  |  |  |
| 影响人体吸收钙 | 发生腹泻头发干枯 | 腹泻腹胀 | 腹泻 |

## 功　效

牛奶具有补肺养胃、生津润肠之功效；喝牛奶能促进睡眠安稳，泡牛奶浴可以治失眠；牛奶中的碘、锌和卵磷脂能大大提高大脑的工作效率；经常饮用可使皮肤白皙光滑。

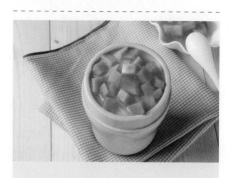

### 相宜小菜谱

牛奶焖木瓜

**原　料：** 去皮木瓜100克，牛奶200毫升

**调　料：** 冰糖30克

**做法步骤：**

1. 木瓜去皮切丁；牛奶煮沸。
2. 往焖烧罐中倒入木瓜。
3. 注入开水至八分满。
4. 旋紧盖子，摇晃片刻，静置1分钟，使得食材和焖烧罐充分预热。
5. 将开水倒出。
6. 接着往焖烧罐中倒入冰糖。
7. 注入牛奶至八分满，焖1个小时。
8. 将甜汤盛碗中即可。

# 草鱼

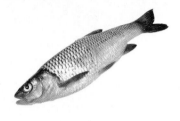

| | |
|---|---|
| **别　　名** | 混子、白鲩、草鲩 |
| **选　　购** | 将草鱼放在水中，游在水底层，且鳃盖起伏均匀在呼吸的为鲜活草鱼 |
| **贮　　存** | 将鲜活草鱼宰杀洗净放入冰箱内 |
| **适宜人群** | 冠心病、高血压、高血脂患者，水肿、肺结核、风湿头痛患者，体虚气弱者 |
| **禁忌人群** | 女子在经期不宜食用 |

## ✓ 相宜食物搭配及功效

| 豆腐 | 冬瓜 | 黑木耳 | 醋 |
|---|---|---|---|
|  | <br> |  |  |
| 增强人体免疫力 | 祛风清热平肝 | 补虚利尿 | 营养高 |

## ✗ 相克食物搭配及影响

| 甘草 | 西红柿 | 咸菜 |
|---|---|---|
|  |  |  |
| 引起中毒 | 抑制铜元素析出 | 易生成有毒物质 |

## 功 效

　　草鱼具有暖胃平肝、祛风活痹、截疟降压、祛痰及轻度镇咳等功能，是温中补虚的养生食品。此外，草鱼对增强体质、延缓衰老有食疗作用。多吃草鱼还可以预防乳腺癌。

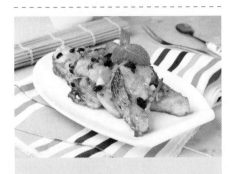

### 相宜小菜谱

**黄金草鱼**

**原　料：** 草鱼肉250克，豆豉20克，姜丝、葱末各少许，花生仁200克

**调　料：** 盐、鸡粉、胡椒粉、五香粉各少许，生抽、料酒各4毫升

**做法步骤：**

1. 草鱼肉洗净切块。
2. 鱼块加调料调味，拌匀，腌渍约10分钟。
3. 锅中倒入花生仁，榨油。
4. 电陶炉接通电源，高温加热，倒入适量花生油。
5. 放入鱼块，煎至两面呈金黄色。
6. 撒上豆豉，煎香调味至熟透。
7. 做好菜肴，装盘即可。

# 鲶鱼

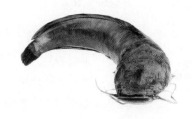

鲶鱼不仅含有丰富的DHA，能够为儿童的大脑神经系统发育提供丰富营养，并含有人体必需的各种氨基酸，具有滋阴开胃、催乳利尿的功效。鲶鱼油脂低，消化率可达98%。

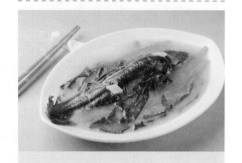

**别　名** 鲇鱼、黏鱼、生仔鱼

**选　购** 最好选青灰色或牙黄色，尽量不要选黑色的，还要选4~6对须须的

**贮　存** 未杀的话，将鱼去除内脏，清洗干净后，用毛巾吸干表皮水分，用保鲜膜包好，放入冰箱冷冻保存即可

**适宜人群** 老年人、儿童，体弱虚损、营养不良、小便不利、水肿者

**禁忌人群** 疮疡者

## ✓ 相宜食物搭配及功效

| 豆腐 | 菠菜 | 茄子 |
|---|---|---|
|  |  |  |
| 提高营养吸收率 | 减肥 | 营养丰富 |

## ✗ 相克食物搭配及影响

| 荆芥 | 鹿肉 | 牛肝 | 牛肉 |
|---|---|---|---|
|  |  |  |  |
| 产生有害物质 | 产生不利物质 | 产生不良生化反应 | 中毒 |

### 相宜小菜谱

鲶鱼炖菠菜

**原　料：** 鲶鱼250克，菠菜75克，姜片、葱花各少许

**调　料：** 盐2克，料酒6毫升，食用油适量

**做法步骤：**

1.用油起锅，放入鲇鱼，煎出香味。

2.注入开水，放入姜片，拌匀，加入料酒。

3.烧开后用小火炖约12分钟。

4.加入盐，放入洗好的菠菜，拌匀。

5.用小火煮约1分钟。

6.搅拌均匀。

7.撒葱花，盛出煮好的菜肴即可。

# 鲤鱼

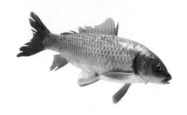

| | |
|---|---|
| **别　　名** | 白鲤、黄鲤、赤鲤 |
| **选　　购** | 鲤鱼体呈纺锤形、青黄色，最好的鱼游在水的下层，鳃盖起伏均匀 |
| **贮　　存** | 在鲤鱼的鼻孔滴一两滴酒，然后把鱼放在通气的篮子里，上面盖一层湿布，在两三天内鱼不会死去 |
| **适宜人群** | 食欲低下、工作太累和情绪低落、胎动不安者，心脏性水肿等患者 |
| **禁忌人群** | 红斑狼疮、痈疽疔疮、荨麻疹等 |

## ✓ 相宜食物搭配及功效

| 醋 | 香菇 | 花生 | 大白菜 |
|---|---|---|---|
|  |  |  |  |
| 除湿 | 营养丰富 | 利于营养吸收 | 治水肿 |

## ✗ 相克食物搭配及影响

| 甘草 | 酸菜 | 毛豆 | 南瓜 |
|---|---|---|---|
|  |  |  |  |
| 易中毒 | 可引起消化道癌肿 | 破坏维生素 B | 易中毒 |

## 功　效

鲤鱼具有健胃、滋补、催乳、利水等功效。男性吃雄性鲤鱼，有健脾益肾、止咳平喘的辅助功效。此外，鲤鱼眼睛有黑发、悦颜、明目效果。鲤鱼还有降低胆固醇的食疗作用。

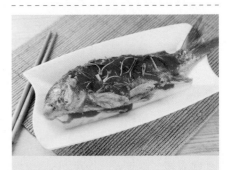

### 相宜小菜谱

**糖醋鲤鱼**

**原　料：** 鲤鱼550克，蒜末、葱丝各少许

**调　料：** 盐2克，白糖6克，白醋10毫升，番茄酱、水淀粉、生粉、食用油各适量

**做法步骤：**

1. 洗净的鲤鱼切上花刀。
2. 热油，烧至五六成热，将鲤鱼滚上生粉，放锅中搅匀，用小火炸至两面熟透。
3. 捞出鲤鱼，沥干油，装盘。
4. 热油，倒蒜末爆香，加调料拌匀。
5. 倒入适量水淀粉。
6. 盛出汤汁浇鱼上，放上葱丝即可。

# 鱿 鱼

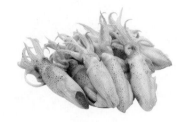

**别　　名** 柔鱼、枪乌贼

**选　　购** 优质鱿鱼体形完整，呈粉红色，有光泽，体表略显白霜，肉肥厚，半透明，背部不红

**贮　　存** 鱿鱼应放在干燥通风处，一旦受潮应立即晒干，否则易生虫、霉变

**适宜人群** 骨质疏松、缺铁性贫血、月经不调、减肥者

**禁忌人群** 内分泌失调、甲亢、皮肤病等患者

## ✔ 相宜食物搭配及功效

| 黄瓜 | 银耳 | 竹笋 | 猪蹄 |
|---|---|---|---|
|  |  |  |  |
| 营养全面丰富 | 延年益寿 | 营养互补 | 补气养血 |

## ✘ 相克食物搭配及影响

| 茄子 | 冬瓜 | 鸭蛋 | 杨梅 |
|---|---|---|---|
|  |  |  |  |
| 对人体健康有害 | 同时引起身体不适 | 影响蛋白质的吸收 | 刺激胃肠 |

## 功　效

鱿鱼具有补虚养气、滋阴养颜等功效，可降低血液中胆固醇的浓度、调节血压、保护神经纤维、活化细胞，对预防血管硬化、胆结石的形成及补充脑力等有一定的食疗功效。

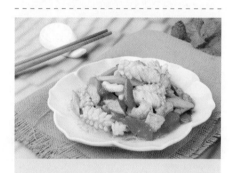

## 相宜小菜谱

芦笋鱿鱼卷

**原　料：** 鱿鱼150克，芦笋70克，胡萝卜65克，白芝麻300克，姜片、蒜片各少许

**调　料：** 盐、鸡粉各2克，胡椒粉3克，蚝油、料酒、食用油各适量

**做法步骤：**

1. 胡萝卜、芦笋、鱿鱼洗净切好。
2. 榨油机预热，榨芝麻油。
3. 放芦笋，氽煮至断生，捞出沥干。
4. 放鱿鱼，氽煮至断生，捞出沥干。
5. 起锅，倒入姜、蒜，爆香。
6. 倒入胡萝卜、鱿鱼、芦笋，炒匀。
7. 加调料，拌匀；淋芝麻油，炒匀。
8. 将炒好的菜装盘即可。

# 带鱼

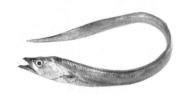

白带鱼具有暖胃、泽肤、补气、养血、健美以及强心补肾、舒经活血、消炎化痰、清脑止泻、消除疲劳、提精养神之食疗功效。

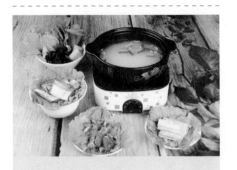

| 别　名 | 裙带鱼、海刀鱼、牙带鱼、刀鱼、鞭鱼、带鱼、油带鱼 |
| --- | --- |
| 选　购 | 鱼体饱满匀称，体形完整，鱼体坚硬不弯，肉厚实，则是好带鱼 |
| 贮　存 | 带鱼清洗干净，擦干，剁大块，抹上盐、料酒，冷冻，可长时间保存 |
| 适宜人群 | 老人、儿童、孕产妇、气短乏力者等 |
| 禁忌人群 | 有疥疮、湿疹等皮肤病，皮肤过敏、癌症、红斑性狼疮等患者 |

## ✓ 相宜食物搭配及功效

| 豆腐 | 苦瓜 | 木瓜 | 牛奶 |
| --- | --- | --- | --- |
|  |  |  |  |
| 营养全面 | 保护肝脏 | 补气养血 | 健脑补肾滋补强身 |

## ✕ 相克食物搭配及影响

| 菠菜 | 南瓜 | 石榴 |
| --- | --- | --- |
|  |  |  |
| 不利营养的吸收 | 引起中毒 | 引起胃痛呕吐 |

### 相宜小菜谱

**木瓜带鱼火锅**

**原　料：** 锅底原料：奶汤500毫升，小葱、胡萝卜片各50克，生姜35克，虾皮20克；涮煮原料：带鱼段300克，木瓜100克，猪瘦肉、牛肚条、木耳、芥蓝、生菜各50克

**调　料：** 盐6克，鸡粉3克，料酒15毫升，胡椒粉、食用油各适量

**做法步骤：**

1. 木瓜去皮；瘦肉、芥蓝洗净切好。
2. 葱、生姜切好，葱白、叶分开。
3. 起锅，放姜、葱白爆香，倒奶汤。
4. 放虾皮和调料，煮开至汤香浓。
5. 放入瘦肉、牛肚、带鱼、木耳、木瓜、生菜、芥蓝，拌匀。
6. 煮至食材全熟透，边煮边食用。

# 螃蟹

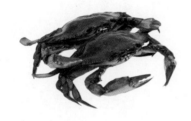

| | |
|---|---|
| **别　　名** | 蟊毛蟹、梭子蟹、青蟹 |
| **选　　购** | 要挑选壳硬、发青、蟹肢完整、有活力的螃蟹 |
| **贮　　存** | 把螃蟹放在盆、缸等容器中，在容器底部铺一层泥，再放些芝麻或打散的鸡蛋，放在阴凉处 |
| **适宜人群** | 跌打损伤、筋断骨碎、瘀血肿痛、产妇胎盘残留、减肥者 |
| **禁忌人群** | 伤风、发热、胃痛以及腹泻等患者 |

## ✓ 相宜食物搭配及功效

| 冬瓜 | 大蒜 | 鸡蛋 | 生地 |
|---|---|---|---|
|  |  |  |  |
| 养精益气 | 益气解毒 | 补充蛋白质 | 治喉咙肿痛 |

## ✗ 相克食物搭配及影响

| 香瓜 | 土豆 | 梨 | 南瓜 |
|---|---|---|---|
|  |  |  |  |
| 导致腹泻 | 形成结石 | 损伤肠胃 | 引起中毒 |

## 功　效

蟹肉具有舒筋益气、理胃消食、通经络、散诸热、清热、滋阴之功效，对跌打损伤、筋伤骨折等症有食疗作用。此外，蟹肉对高血压、动脉硬化、脑血栓、高血脂及癌症有食疗作用。

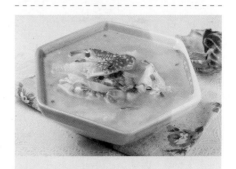

### 相宜小菜谱

*花蟹冬瓜汤*

**原　料：** 花蟹 2 只，冬瓜 400 克，姜片、葱花各少许

**调　料：** 盐 3 克，鸡粉 2 克，胡椒粉 1 克，食用油适量

**做法步骤：**

1. 去皮冬瓜、花蟹洗净，切好。
2. 水烧开，倒入少许油。
3. 倒入冬瓜、花蟹，放姜片搅匀。
4. 烧开后转中火煮约 10 分钟至食材熟透。
5. 加入盐、鸡粉、胡椒粉。
6. 用锅勺拌匀调味。
7. 把煮好的汤料盛出，装碗，撒上少许葱花即可。

# 虾

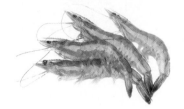

| 别　　名 | 虾米、开阳、曲身小子、河虾 |
|---|---|
| 选　　购 | 新鲜的虾体形完整，呈青绿色，外壳硬实、发亮，头、体紧紧相连 |
| 贮　　存 | 将虾的沙肠挑出，剥除虾壳，然后洒上少许酒，控干水分，冷冻 |
| 适宜人群 | 肾虚阳痿、男性不育症者，腰脚虚弱无力、小儿麻疹等病症者及孕妇 |
| 禁忌人群 | 高脂血症、动脉硬化、心血管疾病、皮肤疥癣、急性炎症等患者及老人 |

## ✓ 相宜食物搭配及功效

| 燕麦 | 韭菜花 | 葱 | 香菜 |
|---|---|---|---|
|  |  |  |  |
| 有利牛磺酸的合成 | 治夜盲干眼、便秘 | 益气下乳 | 补脾益气 |

## ✗ 相克食物搭配及影响

| 西瓜 | 猪肉 | 南瓜 |
|---|---|---|
|  |  | 南瓜 |
| 降低免疫力 | 耗人阴精 | 引发痢疾 |

## 功　效

虾具有补肾、壮阳、通乳之功效，属强壮补精食品，可食疗辅助治阳痿体倦、腰痛、腿软、筋骨疼痛、失眠不寐、产后乳少，及丹毒、痈疽等症。其所含有的微量元素硒能辅助防癌。

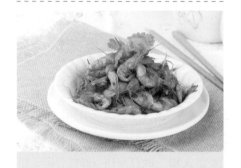

### 相宜小菜谱

葱爆河虾

原　料：河虾95克，姜片、葱段、香菜各少许

调　料：盐、鸡粉、白糖各2克，料酒、生抽、老抽各5毫升，食用油适量

做法步骤：

1.热锅注油烧热，倒入姜片、葱段，爆香。

2.倒入洗净的河虾，拌匀。

3.淋上料酒、生抽、老抽，炒匀。

4.撒上盐、鸡粉、白糖，炒匀入味。

5.倒入香菜。

6.充分炒拌至食材入味。

7.关火后将炒好的河虾盛盘即可。

# 海蜇皮

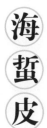
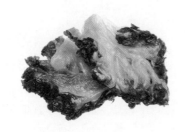

| 别　名 | 白皮子、白皮纸、秋风子 |
|---|---|
| 选　购 | 优质的海蜇皮呈白色，有光泽，松脆无泥沙 |
| 贮　存 | 洗净滤干水，装入保鲜袋冷冻即可 |
| 适宜人群 | 多痰、气喘、头风、风湿关节炎、高血压、溃疡等病症患者，大便燥结者、皮肤干燥者 |
| 禁忌人群 | 脑病、急性肝炎、肾衰竭、甲状腺功能亢进、慢性肠炎患者 |

## ✓ 相宜食物搭配及功效

| 荸荠 | 冬瓜 | 豆腐 | 黑木耳 |
|---|---|---|---|
|  |  |  |  |
| 止咳润燥 | 清热降压 | 改善气血不足 | 润肠美白 |

## ✗ 相克食物搭配及影响

| 柠檬 | 葡萄 | 白糖 |
|---|---|---|
|  |  |  |
| 肠胃不适 | 刺激肠胃 | 不宜久存 |

## 功　效

海蜇皮具有清热解毒、化痰软坚、降压消肿等功效。此外，海蜇皮能辅助扩张血管，降低血压，防治动脉粥样硬化，同时也可预防肿瘤的发生，抑制癌细胞的生长。

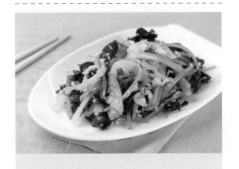

### 相宜小菜谱

黑木耳拌海蜇丝

原　料：水发黑木耳40克，水发海蜇120克，胡萝卜80克，西芹80克，香菜20克，蒜末少许

调　料：盐1克，鸡粉2克，白糖4克，陈醋6毫升，芝麻油2毫升，食用油适量

做法步骤：

1. 去皮胡萝卜、黑木耳、西芹、香菜、海蜇洗净切好。
2. 水烧开，放海蜇丝，煮约2分钟。
3. 放胡萝卜、黑木耳、西芹，拌匀，淋入少许食用油，再煮1分钟。
4. 食材捞出沥干，装碗，放蒜、香菜。
5. 加调料，淋芝麻油，拌匀装盘。

# 鳕
# 鱼

## 功 效

　　鳕鱼的肉、骨、鳔、肝均可入药，对跌打损伤、咯血、便秘、褥疮，烧伤、外伤的创面，及阴道、子宫颈炎等有一定的食疗效果。鳕鱼富含大量胰岛素，对糖尿病有辅助功效。

| 别　　名 | 大头青、大口鱼、大头鱼 |
|---|---|
| 选　　购 | 肉的颜色洁白，肉上面没有那种特别粗特别明显的红线，鱼鳞非常密，是一片压一片那样长的 |
| 贮　　存 | 冷冻室可存放新鲜的或已冻结的鳕鱼，也可存放已烹调好的鳕鱼，存放期约3个月 |
| 适宜人群 | 便秘、脚气、咯血等患者 |
| 禁忌人群 | 幼儿，生育年龄段、哺乳期的女性 |

## ✓ 相宜食物搭配及功效

| 咖喱 | 辣椒 | 香菇 | 西蓝花 |
|---|---|---|---|
|  |  | | |
| 易消化且营养丰富 | 增进食欲 | 补脑健脑 | 防癌抗癌 |

## ✗ 相克食物搭配及影响

| 香肠 | 红酒 |
|---|---|
|  |  |
| 损害肝脏健康 | 产生腥味 |

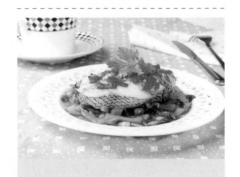

## 相宜小菜谱

剁椒酸菜蒸鳕鱼

**原　料：**鳕鱼肉300克，酸菜100克，香菜碎3克

**调　料：**剁椒20克，盐3克，料酒8毫升，蒸鱼豉油10毫升，食用油适量

**做法步骤：**

1. 鳕鱼洗净放盘中，用盐和料酒抹匀两面，腌渍待用。酸菜洗净切碎。

2. 起锅，倒切好的酸菜，炒匀盛出。

3. 放上腌好的鳕鱼，撒上剁椒。

4. 备电蒸锅，烧开水后放入蒸盘。

5. 蒸约8分钟，至食材熟透。

6. 断电后取出蒸盘。

7. 浇蒸鱼豉油，点缀上香菜碎即可。

# 海带

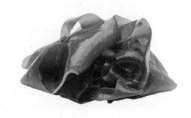

| | | |
|---|---|---|
| **别　　名** | 江白菜 |
| **选　　购** | 质厚实、形状宽长、干燥、色浓黑褐或深绿、边缘无碎裂或黄化现象 |
| **贮　　存** | 将干海带剪成长段，洗净，用淘米水泡上，煮30分钟，放凉后切成条，分装在保鲜袋中，放入冰箱里冷冻 |
| **适宜人群** | 缺碘、甲状腺肿大、高血压、发稀疏者及肝硬化腹水和神经衰弱者等 |
| **禁忌人群** | 孕妇、甲状腺功能亢进患者 |

## ✔ 相宜食物搭配及功效

| 黑木耳 | 猪肉 | 冬瓜 | 虾 |
|---|---|---|---|
|  |  |  | |
| 排毒素促进吸收 | 除湿 | 降血压降血脂 | 补钙防癌 |

## ✘ 相克食物搭配及影响

| 猪血 | 酒 | 咖啡 | 葡萄 |
|---|---|---|---|
|  |  |  |  |
| 引起便秘 | 消化不良 | 降低对铁的吸收 | 减少钙的吸收 |

## 功　效

海带能化痰、软坚、清热、降血压、防治夜盲症、维持甲状腺正常功能，还有辅助抑制癌症的作用。另外，海带没有热量，对于预防肥胖颇有益。

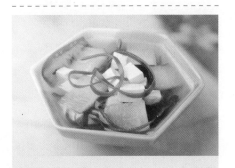

### 相宜小菜谱

*海带豆腐冬瓜汤*

**原　料：** 豆腐170克，冬瓜200克，水发海带丝120克，姜丝、葱丝各少许

**调　料：** 盐、鸡粉各2克，胡椒粉少许

**做法步骤：**

1. 豆腐、冬瓜洗净切小块。
2. 水烧开，撒上姜丝、葱丝。
3. 放入冬瓜块、豆腐块、海带丝，拌匀。
4. 煮约4分钟，至食材熟透，加入少许盐、鸡粉。
5. 撒胡椒粉，拌匀，煮至汤汁入味。
6. 盛出煮好的汤料，装碗即成。

# 紫菜

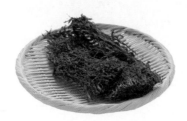

| | | |
|---|---|---|
| 别　　名 | 紫英、索菜、灯塔菜 |
| 选　　购 | 以色泽紫红、无泥沙杂质、干燥的紫菜为佳 |
| 贮　　存 | 存放于干燥处即可 |
| 适宜人群 | 淋巴结核、淋病、胃溃疡、夜盲症、阳痿、头皮屑增多者 |
| 禁忌人群 | 肺炎、支气管炎等呼吸系统疾病患者，遗尿、肝性脑病、急性肾炎以及肾衰竭、甲状腺功能亢进患者 |

## ✓ 相宜食物搭配及功效

| 决明子 | 白萝卜 | 猪肉 | 甘蓝 |
|---|---|---|---|
|  |  |  | |
| 治高血压 | 清心开胃 | 化痰软坚滋阴润燥 | 帮助合成牛磺酸 |

## ✗ 相克食物搭配及影响

| 花菜 | 柿子 |
|---|---|
|  |  |
| 影响钙的吸收 | 不利消化 |

## 功　效

紫菜含有丰富的微量元素，其中的甘露醇是一种很强的利尿剂，有消水肿的作用，有利于保护肝脏。紫菜中含有较多的碘，可以治大脖子病，又可使头发润泽。

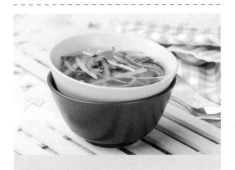

### 相宜小菜谱

**白萝卜紫菜汤**

原料：白萝卜200克，水发紫菜50克，陈皮10克，姜片少许

调料：盐2克，鸡粉2克

做法步骤：

1. 白萝卜、陈皮洗净切丝。

2. 放入姜片、陈皮，搅匀，煮至沸腾。

3. 倒入白萝卜丝，搅拌。

4. 倒入紫菜，拌匀。

5. 煮约2分钟至熟，加入盐、鸡粉。

6. 搅拌片刻，使其入味。

7. 将煮好的汤盛出装碗即可。

## 其他类

# 黑木耳

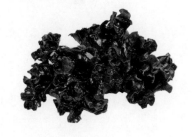

| | |
|---|---|
| **别 名** | 树耳、木蛾、黑菜 |
| **选 购** | 干黑木耳愈干愈好，朵大适度、朵面乌黑但无光泽、朵背略呈灰白色的为上品 |
| **贮 存** | 保存干黑木耳要注意防潮，最好用塑料袋封紧，常温或冷藏保存均可 |
| **适宜人群** | 脑血栓、冠心病、癌症、硅沉着病、结石、肥胖患者 |
| **禁忌人群** | 慢性肠炎患者 |

### ✓ 相宜食物搭配及功效

| 竹笋 | 红枣 | 豆角 | 银耳 |
|---|---|---|---|
|  |  |  |  |
| 补血 | 补血 | 防治三高 | 提高免疫 |

### ✗ 相克食物搭配及影响

| 田螺 | 茶 | 咖啡 |
|---|---|---|
|  |  |  |
| 不利消化 | 不利铁的吸收 | 不利铁的吸收 |

### 功 效

黑木耳具有补血气、活血、滋润、强壮、通便之功效，对痔疮、胆结石、肾结石、膀胱结石等病症有食疗作用。黑木耳可防止血液凝固，有助于减少动脉硬化。

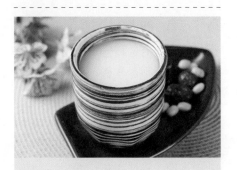

### 相宜小菜谱

**黑木耳红枣豆浆**

**原 料：** 水发黑木耳40克，红枣25克，水发黄豆50克

**做法步骤：**

1. 红枣洗净去核，切成小块。
2. 把红枣、黄豆倒入豆浆机中。
3. 放入黑木耳，加水至水位线。
4. 盖上豆浆机机头，选择"五谷"程序，再选择"开始"键，开始打浆。
5. 待豆浆机运转约15分钟，即成。
6. 将豆浆机断电，取下机头，把煮好的豆浆倒入滤网，滤取豆浆。
7. 倒入杯中即可。

# 银耳

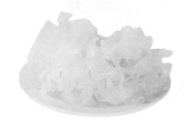

| | |
|---|---|
| **别　名** | 白木耳、雪耳 |
| **选　购** | 宜选择色泽黄白、鲜洁发亮、瓣大形似梅花、气味清香、带韧性、胀性好的银耳 |
| **贮　存** | 银耳易受潮变质，可先装入瓶中密封，再放于阴凉干燥处保存 |
| **适宜人群** | 虚劳咳嗽、肺结核、神经衰弱、盗汗遗精、白细胞减少症患者等 |
| **禁忌人群** | 慢性肠炎患者、风寒者 |

## ✔ 相宜食物搭配及功效

| 莲子 | 冰糖 | 木瓜 | 鸽蛋 |
|---|---|---|---|
|  |  |  |  |
| 滋阴润肺 | 滋补 | 美容美体 | 补肾润肺 |

## ✘ 相克食物搭配及影响

| 菠菜 | 蛋黄 | 动物肝脏 |
|---|---|---|
|  |  | 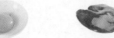 |
| 破坏维生素 C | 不利消化 | 不利消化 |

## 功 效

　　银耳含有丰富的胶质、多种维生素、无机盐、氨基酸，具有强精补肾、滋肠益胃、补血和气、强心壮志、补脑提神、美容嫩肤、延年益寿的功效。此外，银耳还可以抑制癌细胞生长。

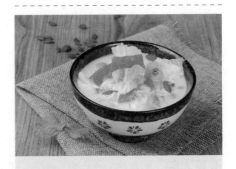

## 相宜小菜谱

**木瓜银耳炖牛奶**

**原　料：** 去皮木瓜 135 克，水发银耳 100 克，水发枸杞 15 克，水发莲子 70 克，牛奶 100 毫升

**调　料：** 冰糖 45 克

**做法步骤：**

1. 木瓜、泡好的银耳切块。

2. 水烧热，倒入银耳块，加入莲子搅匀，放入冰糖。

3. 用大火煮开后转小火炖 30 分钟至食材熟软。

4. 倒入木瓜块、枸杞、牛奶，搅匀。

5. 用大火煮开后转小火炖 15 分钟至甜品汤入味。

6. 盛出炖好的甜品汤，装碗即可。

# 香菇

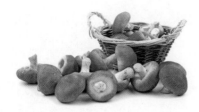

香菇具有化痰理气、益胃肠、透疹解毒之功效，对食欲不振、身体虚弱、小便失禁、大便秘结、形体肥胖、肿瘤疮疡等病症有食疗作用。

**别　名**　菊花菇、合蕈

**选　购**　首先应当鉴别其香味如何，用手指头压住菇伞，然后边放松边闻，香味纯正、伞背呈黄色或白色者为佳

**贮　存**　干香菇应放在干燥、低温、避光、密封的环境中贮存

**适宜人群**　肝硬化、高血压、糖尿病、癌症、肾炎、气虚、贫血、佝偻病患者等

**禁忌人群**　慢性畏寒型胃炎患者、头发痘疹

## ✓ 相宜食物搭配及功效

| 牛肉 | 猪肉 | 木瓜 | 油菜 |
|---|---|---|---|
| 补气养血 | 促进消化 | 减脂降压 | 提高免疫 |

## ✗ 相克食物搭配及影响

| 鹌鹑 | 螃蟹 | 鹌鹑蛋 |
|---|---|---|
| 同食面生黑斑 | 引起结石 | 同食面生黑斑 |

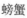

### 相宜小菜谱

香菇木耳焖饭

**原　料：** 水发香菇100克，水发大米180克，水发木耳90克，去皮胡萝卜30克，葱段、蒜末各少许

**调　料：** 盐、鸡粉各1克，生抽、水淀粉各5毫升，食用油适量

**做法步骤：**

1. 香菇、木耳、胡萝卜去蒂，切好。
2. 起锅，倒入葱段、蒜末，爆香。
3. 倒香菇、木耳、胡萝卜，炒匀。
4. 加生抽调味炒匀，用水淀粉勾芡。
5. 盛出炒好的食材，装盘。
6. 加水烧热，倒大米煮至变软。
7. 倒入炒好的食材，续焖5分钟。
8. 关火后盛出焖饭，装碗。

# 平菇

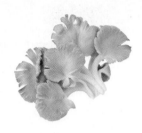

| | | |
|---|---|---|
| 别　　名 | 侧耳、糙皮侧耳、蚝菇、黑牡丹菇 |
| 选　　购 | 应选择菇面整齐不坏、颜色正常、质地脆嫩而肥厚、气味纯正清香、无杂味、无病虫害的鲜平菇 |
| 贮　　存 | 将平菇装塑料袋中，存放于干燥处 |
| 适宜人群 | 产妇、心血管疾病、肝炎、慢性胃炎、胃和十二指肠溃疡、软骨病患者等 |
| 禁忌人群 | 对菌类食品过敏者不宜食用 |

## ✓ 相宜食物搭配及功效

| 豆腐 | 蛋清 | 韭黄 | 青豆 |
|---|---|---|---|
|  |  |  |  |
| 利于营养吸收 | 保健养生 | 提高免疫 | 强健体质 |

## ✕ 相克食物搭配及影响

| 野鸡 | 鹌鹑 | 驴肉 |
|---|---|---|
|  |  |  |
| 引发痔疮 | 引发痔疮 | 引发心痛 |

## 功　效

平菇具有补虚、抗癌之功效，能改善人体新陈代谢、增强体质、调节植物神经，对降低血液中的胆固醇含量、预防尿道结石也有一定效果，对女性更年期综合征可起调理作用。

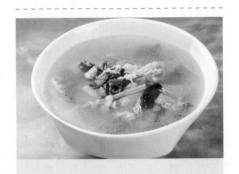

### 相宜小菜谱

平菇鸡蛋汤

原　料：平菇80克，菜心20克，鸡蛋1个

调　料：盐2克，料酒、食用油各适量

做法步骤：

1.水烧开，放入平菇，焯煮至断生。

2.捞出平菇，沥干。再倒入余烫过的平菇，煮至沸。

3.放入洗净的菜心，加入少许盐、食用油，煮至软。

4.倒入已经打散，并加盐、料酒调匀的蛋液，边倒边搅拌。

5.盛出煮好的汤料装入碗中即可。

# 金针菇

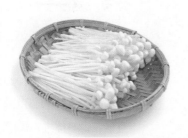

金针菇具有补肝、益肠胃、抗癌之功效，对肝病、胃肠道炎症、溃疡、肿瘤等病症有食疗作用。金针菇中锌含量较高，对预防男性前列腺疾病较有助益。此外金针菇还可防治高血压。

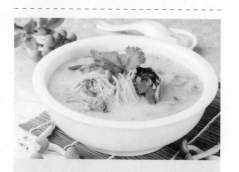

| 别　　名 | 冬蘑、金钱菌、冻菌、金菇 |
|---|---|
| 选　　购 | 淡黄色至黄褐色，菌盖中央较边缘稍深，菌柄上浅下深，颜色特别均匀，没有异味为佳 |
| 贮　　存 | 可以将根部剪掉在淡盐水中泡10分钟，再控干后放入冰箱保存 |
| 适宜人群 | 一般人群及气血不足、营养不良的老人、儿童、产妇及癌症患者等 |
| 禁忌人群 | 脾胃虚寒者 |

## ✓ 相宜食物搭配及功效

| 豆腐 | 豆芽 | 鸡肉 | 芹菜 |
|---|---|---|---|
|  |  |  |  |
| 降脂降压 | 清热解毒 | 健脑益智 | 抗秋燥 |

## ✗ 相克食物搭配及影响

| 驴肉 | 牛奶 |
|---|---|
|  |  |
| 引起心痛 | 引发心痛 |

### 相宜小菜谱

**金针菇豆腐炖鱼头**

**原　料：** 鱼头半个，豆腐200克，金针菇80克，姜片、香菜各少许

**调　料：** 盐、鸡粉各2克，胡椒粉1克，料酒10毫升，食用油适量

**做法步骤：**

1. 洗好的豆腐、鱼头切小块。

2. 起锅，放入鱼头，煎出香味。

3. 放姜，淋入料酒，加水煮沸。

4. 倒入豆腐、金针菇，拌匀，炖至食材熟透。

5. 加盐、鸡粉，撒上胡椒粉，拌匀。

6. 盛出煮好的汤料，装入碗中，点缀上香菜。

7. 待稍凉后即可食用。

# 莲子

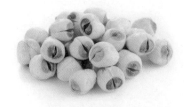

| | |
|---|---|
| **别　　名** | 莲肉、白莲子、建莲子、湘莲子 |
| **选　　购** | 挑选莲子以饱满圆润、粒大洁白、芳香味甜、无霉变虫蛀的为佳 |
| **贮　　存** | 应保存在干爽处。若莲子受潮生虫，应立即晒干，热气散尽凉透后再进行收藏 |
| **适宜人群** | 慢性腹泻、癌症、失眠、多梦、遗精、心慌者 |
| **禁忌人群** | 便秘、消化不良、腹胀者 |

## ✔ 相宜食物搭配及功效

| 红薯 | 南瓜 | 鸭肉 | 银耳 |
|---|---|---|---|
|  |  |  |  |
| 通便美容 | 降脂降压 | 补肾健脾滋补养阴 | 滋补健身 |

## ✘ 相克食物搭配及影响

| 蟹 | 猪肚 | 牛奶 |
|---|---|---|
|  |  |  |
| 同食会产生不良反应 | 易中毒 | 同食加重便秘 |

## 功　效

　　莲子有补脾止泻、益肾涩精、养心安神的功用，还有促进凝血、使某些酵素活化、维持神经传导性、维持肌肉的伸缩性和心跳的节律等作用，且能帮助身体进行蛋白质等的代谢。

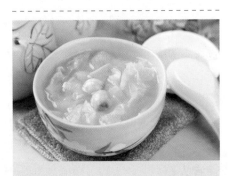

### 相宜小菜谱

**红薯莲子银耳汤**

**原　料：** 红薯 130 克，水发莲子 150 克，水发银耳 200 克

**调　料：** 白糖适量

**做法步骤：**

1. 去根部的银耳、红薯洗净，切好。

2. 水烧开，倒入莲子、银耳。

3. 烧开后改小火煮约 30 分钟，至食材变软。

4. 倒入红薯丁，拌匀。

5. 用小火续煮约 15 分钟，至食材熟透。

6. 加入少许白糖，拌匀，转中火，煮至溶化。

7. 盛出煮好的甜汤，装碗即可。

# 花生

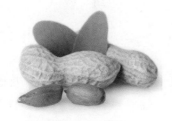

别　　名　长生果、长寿果、落花生

选　　购　以果荚呈土黄色或白色、色泽分布均匀一致为宜

贮　　存　干品莲子可用膜袋装好，放入有盖密封容具，置于阴凉干燥处保存

适宜人群　营养不良 、脾胃失调、燥咳、反胃、脚气病、咳嗽痰喘患者等

禁忌人群　胆囊炎、慢性胃炎、骨折、慢性肠炎、脾虚便溏患者

## ✔ 相宜食物搭配及功效

| 红枣 | 醋 | 葡萄 | 猪脚 |
|---|---|---|---|
|  |  |  |  |
| 健脾止血 | 增食欲降血压 | 预防心血管疾病 | 补血催乳 |

## ✘ 相克食物搭配及影响

| 螃蟹 | 蕨菜 | 肉桂 |
|---|---|---|
|  |  |  |
| 肠胃不适腹泻 | 腹泻消化不良 | 降低营养 |

## 功 效

花生可以促进人体的新陈代谢、增强记忆力，可益智、抗衰老、延长寿命。此外，花生还具有止血功效，其外皮含有可对抗纤维蛋白溶解的成分，可改善血小板的品质。

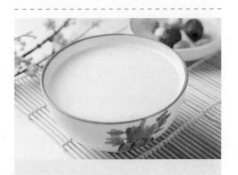

### 相宜小菜谱

花生红枣豆浆

原　料：水发黄豆100克，水发花生米120克，红枣20克

调　料：白糖少许

**做法步骤：**

1.洗净的红枣取果肉切小块。

2.豆浆机倒入花生米和黄豆。

3.放入红枣，撒上少许白糖。

4.注入清水，至水位线即可。

5.盖上豆浆机机头，选择"五谷"程序，再选择"开始"键，待其运转约15分钟。

6.断电后取下机头，倒出煮好的豆浆，装入碗中即成。

# 核桃

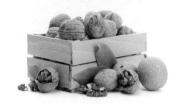

| | |
|---|---|
| **别　名** | 胡桃、羌桃 |
| **选　购** | 应选个大、外形圆整、干燥、壳薄、色泽白净、表面光洁、壳纹浅少者 |
| **贮　存** | 将晒干的核桃装入布袋、麻袋或装入筐内，放在通风、干燥、阴凉、无鼠、无虫害的室内 |
| **适宜人群** | 健忘倦怠、食欲不振、腰膝酸痛、气管炎、便秘、心脑血管病患者等 |
| **禁忌人群** | 腹泻、阴虚火旺者，痰热咳嗽者等 |

## ✓ 相宜食物搭配及功效

| 鳝鱼 | 红枣 | 薏仁 | 黑芝麻 |
|---|---|---|---|
|  |  |  |  |
| 降低血糖 | 美容养颜 | 补肺、健脾、补肾 | 补肾益肾乌发润肤 |

## ✗ 相克食物搭配及影响

| 酒 | 黄豆 | 鳖 |
|---|---|---|
|  |  |  |
| 同食导致血热 | 引发腹痛腹胀 | 致中毒或身体不适 |

## 功　效

　　核桃具有滋补肝肾、强健筋骨之功效。核桃油中油酸、亚油酸等不饱和脂肪酸含量高于橄榄油，饱和脂肪酸含量极微，是预防动脉硬化、冠心病的优质食用油。核桃还能润肌肤等。

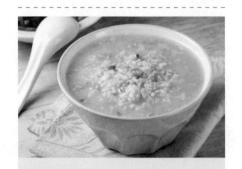

### 相宜小菜谱

薏米核桃粥

**原　料：** 水发大米 120 克，薏米 45 克，核桃仁 20 克

**做法步骤：**

1. 砂锅中注入适量清水烧开，倒入备好的薏米、核桃碎。
2. 放入洗净的大米，拌匀。
3. 盖上盖，烧开后用小火煮约 45 分钟至食材熟透。
4. 揭开盖，搅拌几下。
5. 关火后盛出煮好的粥即可。

# 豆腐

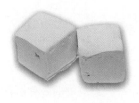

别　　名　水豆腐、老豆腐

选　　购　呈均匀的乳白色或淡黄色、稍有光泽、块形完整、软硬适度、富有一定的弹性、质地细嫩为佳

贮　　存　豆腐买回后，应立刻浸泡于清凉水中，置冰箱中冷藏，烹调前再取出

适宜人群　心血管疾病、糖尿病、癌症患者

禁忌人群　痛风、肾病、缺铁性贫血、腹泻患者、血尿酸浓度增高患者

## ✓ 相宜食物搭配及功效

| 鱼 | 韭菜 | 姜 | 西红柿 |
|---|---|---|---|
|  |  |  |  |
| 补钙 | 治便秘 | 润肺止咳 | 补脾健胃 |

## ✗ 相克食物搭配及影响

| 蜂蜜 | 红糖 | 鸡蛋 | 菠菜 |
|---|---|---|---|
|  | |  |  |
| 腹泻 | 不利人体吸收 | 影响蛋白质吸收 | 同食易破坏营养素 |

## 功　效

豆腐能益气宽中、生津润燥、清热解毒、和脾胃、抗癌，还可以降低血铅浓度、保护肝脏、促进身体代谢。豆腐中丰富的大豆卵磷脂有益于神经、血管、大脑的发育生长。

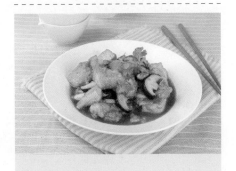

### 相宜小菜谱

豆腐烧九肚鱼

原　料：豆腐110克，去头九肚鱼125克，香菇45克，生粉30克，姜片、葱段各少许

调　料：盐2克，鸡粉、白糖各1克，料酒、生抽、水淀粉各5毫升，食用油适量

做法步骤：

1. 豆腐、九肚鱼、香菇洗净切好。

2. 九肚鱼装盘，加盐、料酒，腌渍。

3. 倒入生粉，拌匀。

4. 锅烧油，放豆腐略煎，放香菇翻炒，加姜、葱。

5. 加调料炒匀，倒入九肚鱼，搅匀。加水淀粉，炒匀收汁。

6. 关火后盛出装盘。

# 黄豆

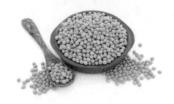

**别　　名** 大豆、黄大豆

**选　　购** 颗粒饱满、大小颜色相一致、外皮色泽光亮、皮面干净、颗粒饱满且整齐均匀是好黄豆

**贮　　存** 将黄豆晒干，再用塑料袋装起来，里面放入辣椒干和黄豆混合，放在阴凉干燥处保存

**适宜人群** 动脉硬化、高血压、冠心病等患者

**禁忌人群** 消化不良、胃脘胀痛的人尽量少食

## ✓ 相宜食物搭配及功效

| 香菜 | 牛蹄 | 胡萝卜 | 白菜 |
|---|---|---|---|
|  |  |  |  |
| 健脾宽中祛风解毒 | 防颈椎病美容 | 有助骨骼发育 | 防乳腺癌 |

## ✗ 相克食物搭配及影响

| 虾皮 | 核桃 | 猪肉 | 菠菜 |
|---|---|---|---|
|  |  |  |  |
| 影响钙的消化吸收 | 导致腹胀消化不良 | 影响猪肉营养吸收 | 不利营养的吸收 |

## 功　效

黄豆有健脾、益气、宽中、润燥、补血、降低胆固醇、利水、抗癌之功效，含有抑胰酵素，对糖尿病患者有益。黄豆中的各种矿物质对缺铁性贫血者有益，而且能促进新陈代谢。

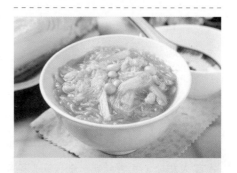

### 相宜小菜谱

**黄豆白菜炖粉丝**

**原　料：** 熟黄豆150克，水发粉丝200克，白菜120克，姜丝、葱段各少许

**调　料：** 盐2克，鸡粉少许，生抽5毫升，食用油适量

**做法步骤：**

1. 白菜洗净切丝。
2. 起锅，撒上姜丝、葱段，爆香。
3. 倒入白菜，炒至变软，淋入生抽。
4. 炒匀，注入清水，煮沸，倒入黄豆。
5. 拌匀，加入少许盐、鸡粉，拌匀。
6. 用中火煮约5分钟，至食材熟透。
7. 倒入粉丝，煮至熟软。
8. 盛出煮好的菜肴，装碗。

# 对症下药：
# 中药、西药学会吃

▶ 中药类

▶ 西药类

# 人参

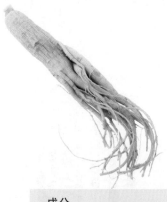

## 功 效

人参具有大补元气的作用，可用于心肌梗死引起的休克，有较强的升高血压、改善心肌缺血的作用，并可复苏失血性休克状态。人参具有健脾益肺的作用，可用于食欲不振、消瘦、腹泻或气短自汗、呼吸微弱等症。人参对劳伤虚损、食少倦怠等症也有疗效。

**别　　名** 黄参、神草、土精

**选　　购** 圆长、皮老黄、纹细密、体形美、鞭条须、珍珠节多等

**贮　　存** 对已干透的人参，可用塑料袋密封以隔绝空气，置阴凉处保存即可

**适宜人群** 气血不足、体虚、惊悸、健忘、头昏、贫血、神经衰弱者

**禁忌人群** 实证、热证而正气不虚者

### 成分

人参含有多种氨基酸、挥发油、胆碱、葡萄糖、麦芽糖、人参皂甙、人参快醇、维生素 $B_1$、维生素 $B_2$ 等成分。

## ✓ 相宜食物搭配及功效

| 山药 | 乳鸽 | 莲子 |
|---|---|---|
|  |  |  |
| 降低胆固醇 | 补虚扶弱 | 补气健脾 |

## ✗ 相克食物搭配及影响

| 葡萄 | 兔肉 | 橘子 |
|---|---|---|
|  |  |  |
| 导致腹泻 | 导致上火 | 降低药效 |

# 甘草

## 功　效

　　甘草补脾益气，止咳润肺，缓急解毒，调和百药，具有解毒、祛痰、止痛、解痉、抗癌等药理作用。临床应用分"生用"与"蜜炙"之别：生用主咽喉肿痛、痈疽疮疡、胃肠道溃疡以及药毒、食物中毒等；蜜炙主脾胃功能减退、乏力发热以及咳嗽、心悸等。

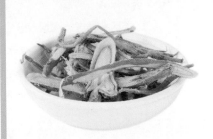

**别　　名**　国老、国老草、蜜草、蜜甘、美草、棒草、甜甘草、甜草、甜草根、甜根子

**选　　购**　以外皮细紧、色红棕、质地坚实、体重、断面黄白色、粉性足、味道甜者为佳

**贮　　存**　宜置于通风干燥处，防蛀

**适宜人群**　支气管气喘、血栓性静脉炎、脾胃虚弱、胃及十二指肠溃疡等病症患者

**禁忌人群**　腹部胀满病症患者

### 成分

甘草富含甘草酸、甘草次酸、黄酮类化合物甘草甙、甘草甙元、甘草利酮、甘草素等成分。

## ✓ 相宜食物搭配及功效

| 土豆 | 花生 | 山楂 |
|---|---|---|
|  | | |
| 益气健脾强身益肾 | 降低胆固醇 | 消食健胃活血化瘀 |

## ✕ 相克食物搭配及影响

| 黄鱼 | 鲤鱼 | 鲫鱼 |
|---|---|---|
|  |  |  |
| 对身体不利 | 导致腹痛 | 降低其营养价值 |

# 蜂蜜

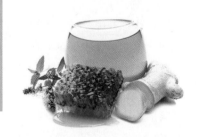

## 功 效

蜂蜜具有补虚、润燥、解毒、保护肝脏、营养心肌、降血压、防止动脉硬化等功效，对中气亏虚、肺燥咳嗽、风疹、胃痛、口疮、水火烫伤、高血压、便秘等病症有食疗作用。

**别　　名** 白蜜、生蜂蜜、炼蜜

**选　　购** 以含水分少，有油性、稠和凝脂，味甜而纯正，无异臭及杂质的为佳

**贮　　存** 放铁桶或罐内盖紧，置阴凉干燥处，30℃以下保存，防尘、防高温

**适宜人群** 营养不良、气血不足、食欲不振、年老体虚者

**禁忌人群** 低血糖、过敏体质者，小儿不宜食用

**成分**
蜂蜜中含有维生素 $B_1$、维生素 $B_2$、维生素 $B_6$、维生素 D、维生素 E、烟酸、泛酸以及钙、铁、铜、锰、磷、钾等成分。

## ✔ 相宜食物搭配及功效

| 柿子 | 西红柿 | 牛奶 |
|---|---|---|
|  |  |  |
| 益气养阴<br>润肺止咳 | 养血滋阴<br>利水降压 | 生津润喉 |

## ✗ 相克食物搭配及影响

| 大蒜 | 莴笋 | 韭菜 |
|---|---|---|
|  |  |  |
| 刺激肠胃 | 导致腹泻 | 降低药效 |

# 枸杞

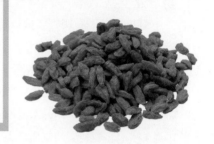

**功　效**

　　枸杞具有补精气、坚筋骨、滋肝肾、止消渴、明目、抗衰老以及降血脂、降血压、降血糖、防止动脉硬化、保护肝脏、抑制脂肪肝、促进肝细胞再生，以及提高身体免疫功能、抗恶性肿瘤的功效。

**别　　名**　苟起子、甜菜子、西枸杞、狗奶子、红青椒、枸蹄子

**选　　购**　以粒大、肉厚、子小、色红、质柔、味甜的枸杞为佳

**贮　　存**　置阴凉干燥处，防闷热、防潮、防蛀

**适宜人群**　肝肾阴虚、血虚、慢性肝炎者

**禁忌人群**　脾虚泄泻者和感冒发热患者

**成分**

枸杞含维生素 $B_1$、维生素 $B_2$、维生素 C、甜菜碱、胡萝卜素、磷、铁、亚油酸、酸浆果红素以及 14 种氨基酸等成分。

## ✓ 相宜食物搭配及功效

| 菊花 | 百合 | 鳝鱼 | 草莓 | 牛肉 |
|---|---|---|---|---|
|  |  |  |  |  |
| 滋阴补肾<br>疏风清肝 | 补肾养血<br>清热除烦 | 补肾养血 | 补气养血 | 健脾益精<br>补血 |

# 菊花

## 功效

菊花具有平肝明目、散风清热、消咳止痛的功效，可用于头痛眩晕、目赤肿痛风、热感冒、咳嗽等病症。将菊花、槐花一起用开水冲泡，代茶饮用，能治疗高血压。此外，将白菊花与白糖一起用开水浸泡，代茶饮用，可通肺气、止呃逆、清三焦郁火。

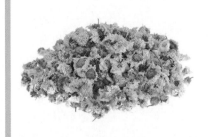

| | |
|---|---|
| **别　　名** | 寿客、金英、黄华、秋菊、陶菊 |
| **选　　购** | 以花朵完整、颜色新鲜、气清香、少梗的为佳 |
| **贮　　存** | 置阴凉干燥处 |
| **适宜人群** | 外感风热、头痛、目赤、脑血栓患者 |
| **禁忌人群** | 气虚胃寒、食少泄泻者 |

**成分**

菊花含水苏碱、刺槐甙、胆碱等成分，富含挥发油，油中主要为菊酮、龙脑等物质。

---

### ✔ 相宜食物搭配及功效

| 鱼腥草 | 银耳 | 胡萝卜 |
|---|---|---|
|  |  |  |
| 增强身体免疫力 | 滋养强壮益肝明目 | 清热疏风养肝明目 |

### ✘ 相克食物搭配及影响

| 芹菜 | 鸡肉 |
|---|---|
|  |  |
| 刺激脾胃 | 易中毒 |

# 阿胶

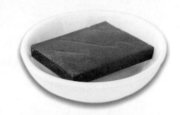

## 功效

阿胶具有补血、止血、滋阴润燥等功效，可用于眩晕、心悸失眠、久咳、咳血、吐血、尿血、月经不调等症。阿胶可促进细胞再生，升高失血性休克者之血压，改善体内钙平衡，防治进行性营养障碍，提高免疫力功能。阿胶还能迅速增加人体红细胞和血红蛋白。

| | |
|---|---|
| **别　　名** | 驴皮胶、二泉胶、傅致胶、盆覆胶 |
| **选　　购** | 以色黑褐、有光泽、质硬而脆、味淡者为佳 |
| **贮　　存** | 置干燥处，防潮湿、虫蛀 |
| **适宜人群** | 血虚萎黄、眩晕心悸者 |
| **禁忌人群** | 消化不良、胃弱便溏者 |

**成分**

阿胶含多种氨基酸，如赖氨酸、精氨酸、色氨酸，及明胶原、灰分、铁、锌、钙等物质。

## ✓ 相宜食物搭配及功效

| 鸡蛋 | 鸡肉 | 枸杞 | 糯米 |
|---|---|---|---|
|  |  |  |  |
| 补血滋阴<br>安胎 | 滋阴补血<br>增强体质 | 养胎、安胎 | 养血益气<br>安胎 |

# 何首乌

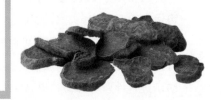

## 功 效

何首乌具有养血滋阴、润肠通便、截疟、祛风、解毒的功效，可用于血虚、头昏目眩、心悸、失眠、肝肾阴虚之腰膝酸痛、须发早白、耳鸣、遗精、肠燥便秘、久疟体虚、风疹瘙痒、疮痈、淋巴腺肿大、痔疮。

别　　名　首乌、地精、赤敛

选　　购　以个大、坚实、断面显云锦状花纹的为佳

贮　　存　置干燥处，防蛀

适宜人群　血虚头晕、神经衰弱、慢性肝炎者

禁忌人群　大便溏薄者

### 成分

何首乌含有大黄素、大黄素甲醚、大黄酚、大黄酸、淀粉、粗脂肪、卵磷脂等成分。

## ✕ 相克食物搭配及影响

| 大蒜 | 白萝卜 | 猪血 | 葱 |
|---|---|---|---|
|  |  |  |  |
| 导致腹泻 | 导致腹泻 | 发生化学反应，对健康不利 | 降低何首乌的药效 |

# 当归

## 功效

当归是无毒免疫促进剂，具有多方面的生理调节功能，有兴奋和抑制子宫平滑肌双向性的作用，还能增强心肌血液供应。当归中的阿魏酸钠有抗血小板凝聚、抑制血形成、抗贫血、促进血红蛋白及红细胞生成的作用。

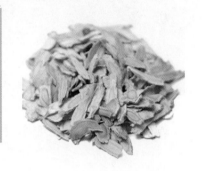

**别　　名** 秦归、云归、西当归、岷当归

**选　　购** 以体长腿少、断面色黄白、气味浓郁的当归为佳

**贮　　存** 置阴凉干燥处，防潮、防蛀

**适宜人群** 腹胀疼痛、月经不调、气血不足者

**禁忌人群** 慢性腹泻、大便溏薄者，以及热盛出血患者

### 成分
当归含多种氨基酸、亚油酸、水溶性生物碱、蔗糖、维生素 E、脂肪等成分。

## ✓ 相宜食物搭配及功效

| 银耳 | 猪肾 | 羊肉 | 姜 |
|------|------|------|-----|
|  |  |  |  |
| 促进新陈代谢延迟衰老 | 用于心悸、气短 | 促进人体造血功能 | 用于产后腹痛、胁肋胀满 |

# 地黄

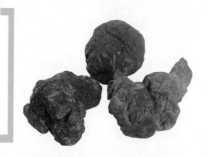

## 功　效

　　地黄具有滋阴补肾、养血补血、凉血之功效，有强心利尿、解热消炎、促进血液凝固和降低血糖的作用。地黄依照炮制方法在药材上分为鲜地黄、干地黄与熟地黄。鲜地黄为清热凉血药，熟地黄则为补益药。

| | | |
|---|---|---|
| 别　　名 | 婆婆奶、山白菜 |
| 选　　购 | 以块根肥大、味甜者为佳 |
| 贮　　存 | 置阴凉通风处，防霉，防蛀 |
| 适宜人群 | 口干、阴伤便秘、肾阴不足者 |
| 禁忌人群 | 脾虚腹泻、胃虚食少者 |

**成分**
地黄中含有地黄素、甘露醇和维生素类等物质。

## ✓ 相宜食物搭配及功效

| 莲藕 | 芋头 | 菜豆 |
|---|---|---|
|  |  |  |
| 滋阴、补气、养血 | 益胃宽肠、补益肝肾 | 养阴、润燥、生津 |

## ✕ 相克食物搭配及影响

| 白萝卜 | 葱白 |
|---|---|
|  |  |
| 降低药效 | 降低药效 |

# 罗汉果

**功　效**

　　从罗汉果块根中分离得到的葫芦烷型的四环三萜酸在体内有明显的抗癌作用，还能祛痰、镇咳、平喘。另外，罗汉果水提取物有保肝、抗炎、增强免疫力的活性功效。

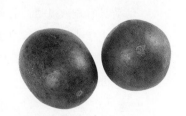

**别　　名**　拉汗果、假苦瓜

**选　　购**　以球形、褐色、果皮薄、易破、味甜的为佳

**贮　　存**　置干燥处，防霉，防蛀

**适宜人群**　肺火燥咳者

**禁忌人群**　外感及肺寒咳嗽者

**成分**
罗汉果含罗汉果甙，比蔗糖甜 300 倍，另含果糖、氨基酸、黄酮等。

## ✓ 相宜食物搭配及功效

| 柿饼 | 猪肺 | 雪梨 |
|---|---|---|
|  |  |  |
| 清热润肺<br>化痰止咳 | 清热化痰<br>润肺止咳 | 清热滋阴<br>润喉消炎 |

## ✗ 相克食物搭配及影响

| 黄瓜 | 桂圆 |
|---|---|
|  |  |
| 恶心呕吐 | 反胃 |

# 薄荷

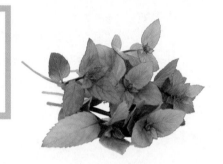

## 功　效

薄荷具有疏散风热、清利头目、发汗退热、祛风止痒、芳香避秽的功效，可用于治疗风热感冒、头痛、口疮、风疹、麻疹、目赤、喉痹、胸肋胀闷等病症。

别　　名　番荷菜、升阳菜、野薄荷、夜息香、南薄荷

选　　购　以色绿的为佳

贮　　存　置阴凉通风处，防霉，防蛀

适宜人群　外感风热、头痛目赤、咽喉肿痛者

禁忌人群　汗多表虚、阴虚血燥体质者

### 成分

薄荷叶主要含挥发油，其中含有薄荷醇、薄荷酮、乙酸薄荷酯、柠檬酸、树脂等成分。

## ✓ 相宜食物搭配及功效

桑椹　　　马齿苋　　　西瓜

　　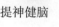

可用于肝肾　清心明目　提神健脑
阴亏等病症

## ✗ 相克食物搭配及影响

鳖

两者性味
功能相反

# 茯苓

## 功 效

茯苓具有渗湿利水、健脾和胃、宁心安神的功效，可用于小便不利、水肿胀满、痰饮咳逆、呕逆、恶阻、泄泻、遗精、健忘等病症。

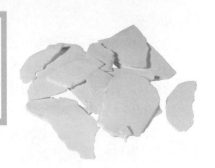

**别　　名** 云苓、松苓、茯灵

**选　　购** 以体重坚实、外皮色棕褐、断面白色细腻为佳

**贮　　存** 置干燥处，防潮、防蛀、防霉

**适宜人群** 水肿、尿少、脾虚食少及便溏泄泻者

**禁忌人群** 阴虚而无湿热、虚寒滑精者

**成分**
茯苓含有树胶、甲壳质、蛋白质、固醇、卵磷脂、葡萄糖、胆碱、蛋白酶等成分。

## ✓ 相宜食物搭配及功效

荸荠

对鼻癌、胃癌、肝癌有辅助疗效

猪肝

可治疗贫血、头昏、目眩等症

## ✗ 相克食物搭配及影响

醋

削弱茯苓的药效

# 金银花

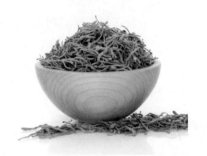

## 功 效

　　金银花具有清热解毒、抗炎、补虚疗风的功效，可用于胀满下痢、温病发热、热毒痈疡和肿瘤等症，对头昏头晕、口干作渴、多汗烦闷、肠炎、麻疹、肺炎、B型脑炎、流行性脑炎、败血症、阑尾炎、皮肤感染、丹毒、腮腺炎、化脓性扁桃体炎等病症有效。

**别　　名**　忍冬、忍冬花、金花、银花、二花、密二花、双花、双苞花、二宝花、金藤花

**选　　购**　以花蕾大、色黄白、滋润丰满的金银花为佳

**贮　　存**　置阴凉干燥处，防潮、防蛀

**适宜人群**　流行性感冒、高血脂患者

**禁忌人群**　脾胃虚寒、腹泻便溏者

### 成分
金银花含有异氯原酸、木樨草素、氯原酸、胆醇等成分，并富含挥发油。

## ✓ 相宜食物搭配及功效

| 芦根 | 莲子 | 绿豆 | 野菊花 |
|---|---|---|---|
|  |  | |  |
| 清热解暑<br>生津止渴 | 清热解毒<br>健脾止泻 | 清热解毒<br>清暑解渴 | 清热解毒 |

# 黄连

## 功效

黄连具有清热燥湿、泻火解毒的功效，可用于肠胃湿热、泻痢呕吐、热盛火炽、高热干燥、痈疽疔毒、耳目肿痛等症。黄连炒用能降低寒性；姜炙用清胃止呕；酒炙用清上焦火；猪胆汁炒用泻肝胆实火。

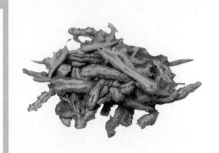

| | |
|---|---|
| **别　　名** | 川连、川黄连、雅连、野黄连、云连、云黄连、王连、支连 |
| **选　　购** | 以粗壮、质坚实、断面皮部橙红色的为佳品 |
| **贮　　存** | 置通风干燥处，防蛀、防霉 |
| **适宜人群** | 热盛火炽、高热干燥者 |
| **禁忌人群** | 脾胃虚寒、苦燥伤津、阴虚津伤者 |

**成分**
黄连根茎含多种异喹啉类生物碱，以小檗碱含量最高，另含黄连碱、甲基黄连碱等。

## ✓ 相宜食物搭配及功效

鲢鱼

降低胆固醇和血液黏稠度

乌骨鸡

可缓解妇女更年期症候群

## ✗ 相克食物搭配及影响

猪肉

降低药效导致腹泻

大蒜

降低药效

# 荷叶

## 功 效

　　荷叶具有清热解毒、清暑利湿、凉血、止血、降血脂等作用，主治高血脂、动脉硬化、脂肪肝、便血等症状。荷叶含有原荷叶碱和荷叶碱等多种生物碱及维生素 C。荷叶碱是荷叶中提取的生物碱，可扩张血管、清热解暑，有降血压的作用，还是减肥的良药。

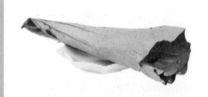

| 别　　名 | 月莲叶、藕叶、干荷叶 |
|---|---|
| 选　　购 | 以叶大、整洁、色绿者为佳 |
| 贮　　存 | 置阴凉干燥处，防蛀、防霉 |
| 适宜人群 | 眩晕、水气浮肿、暑湿泄泻者 |
| 禁忌人群 | 胃寒疼痛、体虚气弱者 |

### 成分
荷叶含莲碱、荷叶碱等多种碱性物质，另含槲皮甙、莲甙、酒石酸、鞣质等。

## ✓ 相宜食物搭配及功效

红枣

清热祛暑
益气养血

螃蟹

清热解暑
升清降浊

蜂蜜

清暑解脾

粳米

开胃健脾

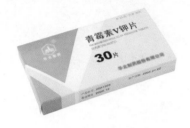

## 西药类

# 青霉素

### 功 效

青霉素主要用于以下病的治疗：①溶血性链球菌感染，如咽炎、扁桃体炎、猩红热、丹毒、蜂窝织炎和产褥热等；②肺炎链球菌感染，如肺炎、脑膜炎等。

**适宜人群** 破伤风、中耳炎、咽炎患者
**禁忌人群** 婴儿，肝、肾功能减退者

### ✕ 相克食物搭配及影响

鸡蛋  削减青霉素药性

白酒  降低药效

---

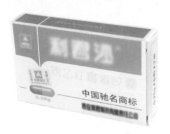

# 红霉素

### 功 效

临床主要用于链球菌、肺炎球菌、耐药金葡菌的感染，如脓毒败血症、骨髓炎等症。此外，其对支原体、放线菌、螺旋体、立克次体、衣原体有抑制作用。

**适宜人群** 支原体肺炎等患者
**禁忌人群** 孕妇及哺乳期妇女

### ✓ 相宜食物搭配及功效

火龙果  促进吸收

### ✕ 相克食物搭配及影响

黄花菜  降低药效

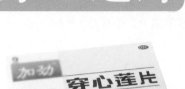

## 穿心莲片

### 功 效

　　穿心莲片对多种细菌及病毒引起的呼吸道感染有显著作用，对急性扁桃体炎、咽炎、喉炎、支气管炎等上呼吸道感染，细菌性或病毒性肺炎等均有疗效。

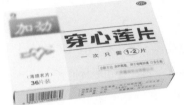

**适宜人群**　呼吸道感染患者
**禁忌人群**　孕产妇、脾虚便溏者

✓ **相宜食物搭配及功效**　　　　　✕ **相克食物搭配及影响**

油菜　　促进药效　　　　茶　　影响药效

---

## 阿莫西林

### 功 效

　　阿莫西林可治疗伤寒、其他沙门菌感染和伤寒带菌者，敏感细菌所致的尿路感染及肺炎球菌、溶血性链球菌，和流感杆菌所致的耳、鼻、喉感染和软组织感染等。

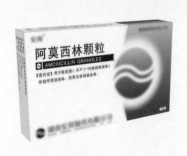

**适宜人群**　伤寒、皮肤软组织病等患者
**禁忌人群**　青霉素过敏及青霉素皮肤试验阳性患者

✕ **相克食物搭配及影响**

燕麦　　降低药效　　　　胡萝卜　　降低药效

# 阿司匹林

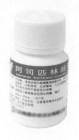

**功  效**

①阿司匹林可缓解轻度或中度的钝疼痛，如头痛、肌肉痛及月经痛，也用于感冒、流感等退热。②阿司匹林为治疗风湿热的首选，用药后可解热、减轻炎症。

**适宜人群**　月经痛、感冒、炎症等患者
**禁忌人群**　痛风患者、肝肾功能衰退者

## ✕ 相克食物搭配及影响

葡萄　　降低药效　　茶　　降低药效

---

# 头孢菌素

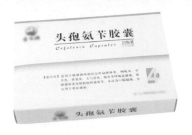

**功  效**

头孢菌素类为杀菌药，抗菌作用机理与青霉素类相似，抗菌谱广，对多数革兰阳性细菌如葡萄球菌、肺炎球菌、链球菌、白喉杆菌、炭疽杆菌等均有抑制作用。

**适宜人群**　细菌感染患者
**禁忌人群**　对此药物过敏者

## ✕ 相克食物搭配及影响

白酒　　有可能会中毒　　果汁　　降低药效

# 维生素 A

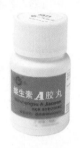

**功 效**

维生素 A 是能保持身体内部和外部皮肤健康所必需的营养物质，可以防止感染。维生素 A 有抗呼吸系统感染的作用，有助于免疫系统功能保持正常。

**适宜人群**　儿童发育不良、皮肤干燥、干眼病、夜盲者

## ✕ 相克食物搭配及影响

白酒　　维生素 C
易被分解

银耳　　破坏
维生素 A

---

# 维生素 B₂

**功 效**

维生素 B$_2$ 能促进生长发育，它参与细胞的生长代谢，是机体组织代谢和修复的必需营养素，还可强化肝功能、调节肾上腺素分泌、保护皮肤毛囊黏膜的功能。

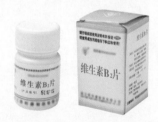

**适宜人群**　孕产妇、长期使用电脑的人

## ✕ 相克食物搭配及影响

肥肉　　降低药效

三文鱼　　容易导致
腹泻

# 咖啡因

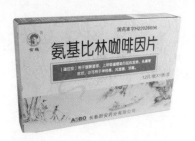

## 功　效

咖啡因是中枢兴奋药中的清醒药，能提高细胞内环磷腺苷的含量。小剂量能兴奋大脑皮质，振奋精神，改善思维活动，消除疲劳感，增进工作效率。

**适宜人群**　偏头痛患者
**禁忌人群**　消化性溃疡病患者、孕妇

### ✕ 相克食物搭配及影响

牛奶　　影响药效　　茶　　引起中毒

---

# 维生素 C

## 功　效

维生素 C 可用于防治坏血病、各种急慢性传染性疾病及紫癜等的辅助治疗，也可用于慢性铁中毒、肝硬化等病症的治疗，对缺铁性贫血的治疗有作用。

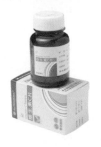

**适宜人群**　脸有色斑者、白内障患者
**禁忌人群**　肾功能较差者

### ✓ 相宜食物搭配及功效

兔肉　　增进药效

### ✕ 相克食物搭配及影响

蛋黄　　降低蛋白质利用率

# 维生素 D

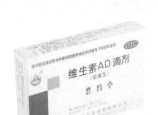

## ✕ 相克食物搭配及影响

白酒  药物蓄积不易吸收

米汤  降低药效

---

# 维生素 E

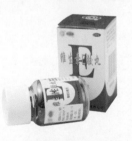

**功 效**

维生素 E 主要具有抗氧化功效，可以预防脂肪在组织中产生有毒的脂类过氧化物。维生素 E 能抑制不饱和脂肪酸的过氧化物的过氧化作用，起到抗衰老作用。

**适宜人群** 心血管病、帕金森症患者

## ✓ 相宜食物搭配及功效

青椒  促进药物的吸收

## ✕ 相克食物搭配及影响

黑木耳  阻碍维生素 E 吸收

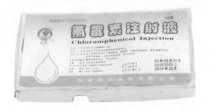

## 功效

氯霉素是广谱抗生素，通过抑制细菌蛋白质而产生抑菌作用，对多数革兰氏阴性和阳性细菌有效，对革兰氏阴性菌作用较强，特别对伤寒、副伤寒杆菌作用最强。

**适宜人群** 脑膜炎患者
**禁忌人群** 肾功能不佳者及孕产妇

### ✔ 相宜食物搭配及功效

百合　　　促进药物吸收

### ✘ 相克食物搭配及影响

白酒　　　降低药效

---

## 功效

呋喃唑酮可用于敏感菌所致的细菌性痢疾、肠炎、霍乱，也可用于伤寒、贾第鞭毛虫病、滴虫病等。与制酸剂等药物合用可治疗幽门螺旋杆菌所致的胃窦炎。

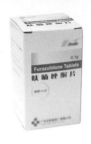

**适宜人群** 急性肠胃炎患者
**禁忌人群** 过敏者、孕妇及哺乳期妇女

### ✔ 相宜食物搭配及功效

生菜　　　利五脏、通经脉、开胸膈

### ✘ 相克食物搭配及影响

猪肝　　　降低药效

# 利福平

**功 效**

　　利福平对结核杆菌和其他分杆菌（包括麻风杆菌等），在宿主细胞内外均有明显的杀菌作用，对脑膜炎球菌、流感嗜血杆菌、金黄色葡萄球菌等也有一定作用。

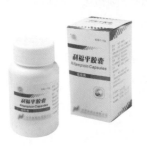

**适宜人群**　麻风患者、非结核分枝杆菌感染患者

**禁忌人群**　肝功能不全者、孕产妇

---

**✓ 相宜食物搭配及功效**

莼菜　　促进机体对药物的吸收

**✗ 相克食物搭配及影响**

啤酒　　降低药效

---

# 维生素B₆

**功 效**

　　维生素 $B_6$ 可用于动脉硬化、秃头、胆固醇过高、膀胱炎、面部油腻、低血糖症、精神障碍、肌肉失调、神经障碍、怀孕初期的呕吐、超体重等病症的治疗。

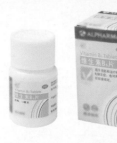

**适宜人群**　胆固醇过高者和面部油腻者

**禁忌人群**　孕妇

---

**✓ 相宜食物搭配及功效**

黄花菜　　增强和改善大脑功能

**✗ 相克食物搭配及影响**

白萝卜　　影响药物的吸收

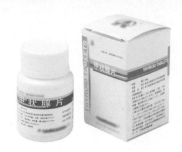

## 功 效

    甲状腺素主要用于防治黏液性水肿、克汀病及其他甲状腺功能减退症，有时也用于粉刺、肢端动脉痉挛和便秘的治疗。本品还能抑制垂体促甲状腺素的释放。

**适宜人群** 甲状腺功能减退者
**禁忌人群** 糖尿病、冠心病患者

### ✔ 相宜食物搭配及功效

牛奶  增加人体的抗病力

### ✘ 相克食物搭配及影响

芦笋  降低药效

---

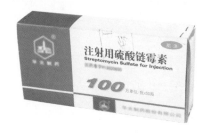

## 功 效

    链霉素是一种从灰链霉菌的培养液中提取的抗菌素，它与结核杆菌菌体核糖核苷酸蛋白体蛋白质结合，起到干扰结核杆菌蛋白质合成的作用，从而杀死结核杆菌。

**适宜人群** 结核病患者
**禁忌人群** 过敏者、孕产妇

### ✔ 相宜食物搭配及功效

芹菜  增进药效

### ✘ 相克食物搭配及影响

牛奶  降低药效

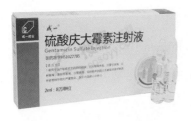

## 功　效

硫酸庆大霉素缓释片用于治疗慢性胃炎，与抗溃疡药物合用可治疗消化性溃疡之幽门螺旋杆菌感染，另可用于轻型急性肠炎治疗。

**适宜人群**　慢性胃炎患者
**禁忌人群**　对此药物过敏者

### ✓ 相宜食物搭配及功效

茼蒿　　促进药物吸收

### ✗ 相克食物搭配及影响

柠檬汁　　降低药效

---

## 功　效

盐酸小檗碱片对细菌只有微弱的抑菌作用，但对痢疾杆菌、大肠杆菌引起的肠道感染有效。

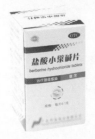

**适宜人群**　胃肠炎患者
**禁忌人群**　过敏者、溶血性贫血患者

### ✓ 相宜食物搭配及功效

秋葵　　促消化增强体力

### ✗ 相克食物搭配及影响

酸梅汤　　降低药效

# 拜唐苹

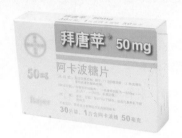

## 功　效

拜唐苹可有效抑制食物中多糖物质的分解，使糖的吸收相应减缓，因而可以减少饭后血糖浓度的增高，是糖尿病人常用的一种临床药品。

**适宜人群**　糖尿病患者
**禁忌人群**　肠胃功能不佳者、过敏者

### ✓ 相宜食物搭配及功效

平菇  增强药效

### ✗ 相克食物搭配及影响

白酒  致低血糖

---

# 硫酸阿米卡星

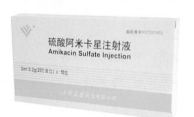

## 功　效

硫酸阿米卡星为半合成氨基酸糖苷类抗生素，抗菌谱与庆大霉素相似，对金葡萄球菌、绿脓杆菌、大肠杆菌等有效，对其他氨基糖苷类抗生素耐药菌株亦有效。

**适宜人群**　呼吸道及肺部感染者
**禁忌人群**　健康人群

### ✓ 相宜食物搭配及功效

黄豆芽  增强药效　　木耳菜  促进药物吸收

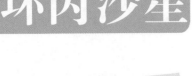

## 功　效

　　环丙沙星的临床用途比诺氟沙星广，除尿路感染、肠道感染、淋病等外，可用于治疗由流感杆菌、大肠杆菌等引起的骨和关节感染、皮肤软组织感染和肺炎等。

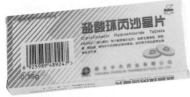

**适宜人群**　尿路感染、眼部感染、皮肤软组织感染者

**禁忌人群**　过敏者、肝肾功能不全者、儿童、孕产妇

### ✔ 相宜食物搭配及功效

兔肉　　　　促进药物吸收

### ✘ 相克食物搭配及影响

白酒　　　降低药效

---

## 功　效

　　甲硝唑片用于预防和治疗厌氧菌引起的感染，如呼吸道、消化道、皮肤软组织、骨和骨关节等部位的感染，以及脆弱拟杆菌引起的心内膜炎、败血症及脑膜炎等。

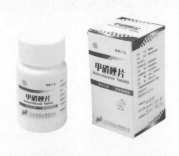

**适宜人群**　呼吸道、消化道感染患者

**禁忌人群**　血液病患者、孕产妇

### ✔ 相宜食物搭配及功效

菠菜　　　　有助于抗菌消炎

### ✘ 相克食物搭配及影响

白酒　　　降低药效

# 居家调养：
# 不同人群的饮食宜忌

▶ 特定年龄的人群
▶ 特定体质的人群
▶ 特定职业的人群

# 婴幼儿

## 人群特点

　　婴幼儿处于生长发育的重要时期，需要大量的营养物质，如果营养均衡，发育就好，少生病。同时，婴幼儿的肠胃尚未发育成熟，消化能力不强，咀嚼能力有限，所以要注意供给富有营养的食物。

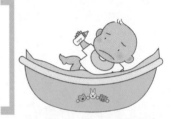

**宜食须知**　①宜多吃谷类食品。②宜多摄取优质蛋白质和钙。③宜多吃蔬菜、水果，多补充维生素和微量元素。

**忌食须知**　①忌给婴幼儿多食富含铁的食品。②忌给婴幼儿喂低脂甚至脱脂的食物。③忌盲目给孩子补钙。④忌给婴幼儿食用过多甜食。

**小贴士**

婴儿新陈代谢旺盛，水的需求量比成人大，所以父母要注意随时给婴儿补充水分。

### ✓ 相宜食物搭配及功效

| 香蕉 | 鸡蛋 | 橙子 | 土豆 | 西红柿 | 苹果 |
|------|------|------|------|--------|------|
|  |  |  |  |  |  |
| 增强抵抗力 | 促进婴幼儿智力发育 | 增强抵抗力 | 清内热、去瘟毒的作用 | 促进骨骼生长 | 促进成长发育 |

### ✕ 相克食物搭配及影响

| 糖果 | 蜂蜜 | 肥肉 | 茶 | 味精 |
|------|------|------|-----|------|
|  |  |  |  |  |
| 影响牙齿发育 | 易引起婴儿中毒 | 易导致肥胖 | 影响蛋白质吸收 | 影响大脑发育 |

# 儿童

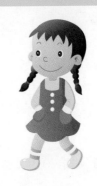

**人群特点**

　　儿童正处于生长发育期，充足的营养对他们的生长发育和健康成长有决定性的作用，同时也为他们具备高度的活动能力和良好的学习效果提供了物质基础。在这个时期，营养不良不但影响儿童生长发育，而且有碍于智力的发育和身心的健康。

**宜食须知**　①营养要全面，粗细搭配好。②摄取足够的蛋白质，以增加营养。③食用富含钙的食物，以强健骨骼。

**忌食须知**　①不可暴饮暴食，否则会增加肠胃负担。②不可食用过多糖，否则会使牙齿釉质脱落。

**小贴士**

父母应多给孩子补充谷类食物，因为谷类可以给人体提供大量热量以及其他营养。

## ✓ 相宜食物搭配及功效

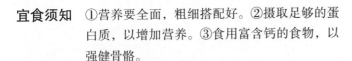

| 鱼 | 面包 | 豆制品 | 小米 | 燕麦食品 | 黄花菜 |
|---|---|---|---|---|---|
|  |  |  |  |  |  |
| 增强抵抗力 | 利于儿童消化 | 有助大脑发育 | 促进成长发育 | 利于人体消化 | 健脑益智 |

## ✗ 相克食物搭配及影响

| 果汁 | 冷饮 | 肥肉 | 咸鱼 | 浓茶 |
|---|---|---|---|---|
|  |  |  | |  |
| 会抑制食欲 | 易导致肠胃疾病 | 易导致肥胖 | 含有致癌物质 | 影响睡眠 |

# 青少年

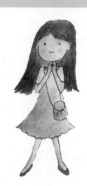

## 人群特点

青少年时期是生长发育的旺盛时期，加之活动量大，学习负担重，对能量和营养的需求都很大。因此，饮食宜富有营养，以满足生长发育的需要。

**宜食须知** ①注意摄入足够的优质蛋白，以保证发育的顺利进行。②要注意食用富含铁的食物，避免引起缺铁性贫血。③多食用富含钙的食物，以促进骨骼的成长。④多吃谷类，保证充足的能量，青少年对热量的需要高于成人，男性高于女性。

**忌食须知** ①忌不吃早餐。②忌过多食肥肉、糖果等食物。③避免暴饮暴食、偏食挑食及盲目节食。

**小贴士**
青少年处于变声期的阶段，进餐时切忌快速进食，以免食物中的硬颗粒伤害喉咙。

## ✓ 相宜食物搭配及功效

| 瘦肉 | 蛋类 | 大米 | 牛奶 | 鲤鱼 | 猪蹄 |
|---|---|---|---|---|---|
|  |  |  |  |  |  |
| 促进生长发育 | 提高记忆力 | 健脾养胃 | 预防骨质疏松 | 补充矿物质和维生素 | 促进发音器官生长发育 |

## ✗ 相克食物搭配及影响

| 味精 | 油炸食品 | 生姜 | 辣椒 | 油条 |
|---|---|---|---|---|
|  |  |  |  |  |
| 影响青少年的生长发育 | 含致癌物质 | 过食会刺激气管和声带 | 过食会刺激气管和声带 | 易致贫血，不宜多食 |

# 成年人

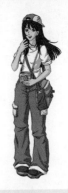

## 人群特点

　　成年人是指已过生长发育期，身体和心理都进入生命中状态最好的时期。这个阶段的人活动量大，精神压力和负担较重。合理的饮食不仅可以满足其对能量和营养的需求，而且也可作为饮食疗法，对身心的健康发展有着很大的作用。

**宜食须知**　①摄取足够的优质蛋白质和碳水化合物，保证能量的正常供应。②多食维生素含量高的鲜蔬水果。③多吃谷类，做到粗细搭配。

**忌食须知**　①忌不吃早餐。②忌过多食用肥肉和胆固醇过高的食物。③避免暴饮暴食。

**小贴士**
成年人不注意饮食和生活作息易导致老年时期的疾病，所以要保持良好作息。

## ✓ 相宜食物搭配及功效

| 瘦肉 | 蛋类 | 山药 | 胡萝卜 | 绿豆 | 大豆 |
|------|------|------|--------|------|------|
|  |  |  |  |  |  |
| 补充能量 | 改善记忆力 | 健脾降脂<br>防动脉硬化 | 补肝明目<br>增强免疫力 | 利于消化<br>降低胆固醇 | 防心脏病、<br>动脉硬化 |

## ✕ 相克食物搭配及影响

| 酒 | 油炸食品 | 肥肉 | 饮料 | 味精 |
|------|----------|------|------|------|
|  |  |  |  |  |
| 损害身体<br>各器官功能 | 含致癌物质 | 致肥胖，引<br>起多种疾病 | 致骨质疏松 | 摄取过量可<br>导致胃癌 |

# 中年女性

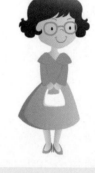

## 人群特点

　　女性由于生理期的原因，身体状况较多，尤其是到了中年，身体激素影响会出现代谢紊乱、贫血和骨质疏松等症状。因此，饮食养生调节对女性来说显得尤为重要。

**宜食须知**　①宜补充维生素 C，以延缓衰老。②宜多食富含维生素 D 的食物，以预防骨质疏松。③宜多食含有维生素 E 的食物，以抗衰老、防癌抗癌。

**忌食须知**　①忌食用过量甜食，以预防胆结石。②少食高脂肪、高胆固醇的食物。

**小贴士**
女性服用维生素并非多多益善，应根据具体情况具体对待。

## ✓ 相宜食物搭配及功效

| 花菜 | 丝瓜 | 樱桃 | 番石榴 | 桂圆 | 豌豆 |
|---|---|---|---|---|---|
|  |  |  |  |  | |
| 减少心脏病的发病率 | 保护皮肤清除块斑 | 促进血红蛋白再生 | 预防癌症 | 补益心脾养血宁神 | 使皮肤柔软光滑 |

## ✗ 相克食物搭配及影响

| 雪糕 | 咖啡 | 饮料 | 葡萄柚 | 油条 |
|---|---|---|---|---|
|  |  |  |  |  |
| 食欲下降和消化不良 | 增加患骨质疏松的危险 | 致骨质疏松 | 增加患乳癌风险 | 易致贫血 |

# 中年男性

## 人群特点

中年男性是指 40 岁以后的男性，其身材较女性高大，故需要更多的热量。此外，男人的胆固醇代谢经常遭到破坏，易患心脏病、中风、心肌梗塞和高血压等疾病，因此要注意饮食的安排。

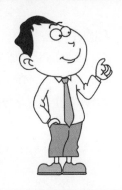

**宜食须知** ①摄入富含纤维的食物，以加强肠胃的蠕动，降低胆固醇。②宜食富含镁的食物，有助提高男性的生育能力。

**忌食须知** ①不食用动物性脂肪及胆固醇含量高的食物，避免胆固醇过高。②不吸烟、喝酒。

**小贴士**
许多中年男性为了工作或夜间娱乐而熬夜，长期如此，势必会影响机体的功能。

## ✓ 相宜食物搭配及功效

| 花生 | 大豆 | 芹菜 | 白萝卜 | 黑木耳 | 绿豆 |
|---|---|---|---|---|---|
|  | |  |  | |  |
| 补充营养物质 | 防心脏病、动脉硬化 | 养血补虚平肝降压 | 补虚利尿促进消化 | 排除肠道堵塞 | 利于消化降低胆固醇 |

## ✗ 相克食物搭配及影响

| 肥猪肉 | 油炸食品 | 牛油 | 白糖 | 白酒 |
|---|---|---|---|---|
|  |  |  | |  |
| 增加肠胃负担 | 增加肠胃负担 | 增加肠胃负担 | 加速细胞老化 | 刺激肠胃 |

# 老年人

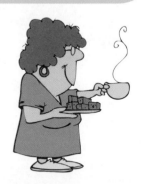

## 人群特点

进入老年期，人体内细胞的新陈代谢逐渐减弱，生理功能减退，消化系统的调节适应能力也在下降。一连串的生理变化势必使老年人的营养需要也发生相应的变化，要相应地进行饮食方面的调整，才能合理科学地让老年人获取到足够的营养。

**宜食须知**　①多食具有健补脾胃、益气养血作用的食物。②应食含有丰富蛋白质、维生素、矿物质的特色食物。③少食多餐，营养均衡，口味清淡。④多吃粗粮、蔬菜、水果。

**忌食须知**　①忌多食生冷之物。②忌食高糖、高盐食物。③忌食高脂肪、高胆固醇食物。

> **小贴士**
> 老年人要保持每天多喝些水，即使不感到口渴也要喝，每天1～1.5升。

## ✓ 相宜食物搭配及功效

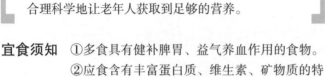

| 粥 | 燕麦 | 黑芝麻 | 虾皮 | 鱼 | 醋 |
|---|---|---|---|---|---|
| 暖脾胃<br>易消化 | 增强体力<br>延年益寿 | 延年益寿 | 增强体质 | 防治高血压 | 降低血糖 |

## ✗ 相克食物搭配及影响

| 猪肝 | 水果罐头 | 浓茶 | 猪腰 | 肥肉 |
|---|---|---|---|---|
| 胆固醇高，老人慎食 | 易引起肥胖 | 影响睡眠 | 胆固醇高，老人慎食 | 会使胆固醇增加 |

# 气虚之人

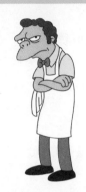

### 人群特点

　　体虚之人面色苍白、常感无力、抵抗力弱、脉搏虚弱等，多是先天不足、营养不良、久病未愈或疲劳过度等引起的。

**宜食须知**　①宜吃性平、味甘之物。②多食营养丰富、易消化的平补食品。

**忌食须知**　①不宜食生冷、性凉食品。②忌吃油腻、辛辣、重口味的食品。

**小贴士**

凡气虚之人，宜吃具补气作用、性平味甘或甘温、营养丰富、易消化的平补食品。

## ✓ 相宜食物搭配及功效

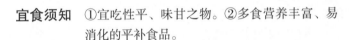

| 狗肉 | 牛肉 | 鸡肉 | 粳米 | 青枣 | 人参 |
|------|------|------|------|------|------|
|  |  |  |  |  |  |
| 补肾助阳 补血脉 | 滋养肠胃 强健筋骨 | 温中益气 补虚填精 | 强筋骨 通血脉 | 补中益气 养血安神 | 生津止渴 安神益智 |

## ✗ 相克食物搭配及影响

| 佛手柑 | 槟榔 | 山楂 | 胡椒 | 薄荷 |
|--------|------|------|------|------|
|  |  |  |  |  |
| 破气耗气 | 破气耗气 | 破气耗气 | 破气耗气 | 破气耗气 |

# 肺虚之人

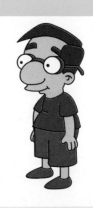

**人群特点**

　　肺虚分为肺气虚和肺阴虚两大类型。肺气虚是指肺气虚损，以咳嗽乏力、畏风自汗等为主要表现特征，多见于咳嗽、气喘、自汗、慢性支气管炎、支气管扩张、肺气肿、肺心病等疾病；肺阴虚是指肺脏的阴津亏损和阴虚火旺所表现的证候。

**宜食须知**　①肺气虚者，宜食具有补益肺气作用的食物。②肺阴虚者，宜食具有滋阴润肺作用的食物。

**忌食须知**　①忌吃辛辣及烟酒。②忌吃破气、耗气之物。③忌吃生冷性寒之物。④忌吃炒、炸、烤、爆之类香燥伤阴的食品。

**小贴士**
肺虚之人在食疗的同时，也要注意生活规律，要劳逸结合，不劳累过度、熬夜等。

## ✓ 相宜食物搭配及功效

| 白果 | 百合 | 山药 | 花生 | 冰糖 | 猪肺 |
|---|---|---|---|---|---|
|  |  |  |  |  |  |
| 敛肺气<br>定喘咳 | 补中益气<br>温肺止咳 | 补脾养胃<br>生津益肺 | 补脾补肺 | 和胃润肺 | 可治肺虚<br>咳嗽 |

## ✗ 相克食物搭配及影响

| 荸荠 | 薄荷 | 石榴 | 胡椒 | 凉茶 |
|---|---|---|---|---|
|  |  |  |  | |
| 消积破气 | 耗伤肺气 | 损耗肺气 | 伤脾胃肺气 | 易致消化<br>不良 |

# 血虚之人

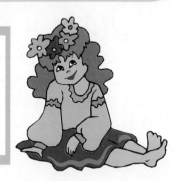

## 人群特点

血虚是指血液亏虚，血的营养和功能减退，以致形体器官失养的病理变化，具体表现为面色苍白或萎黄、失眠、脉虚等。造成血虚的原因有失血过多、饮食不良造成的营养不良及劳累过度、久病未愈等。

**宜食须知**　①多食具有补血、补气、补肾、健脾作用的食物。
②多食富含铁、蛋白质、维生素 C 的食物。

**忌食须知**　忌吃生冷、性凉的食物。

### 小贴士

血虚之人平时可通过药补调养，常用的补血中药有当归、熟地、川芎、白芍、阿胶等。

## ✓ 相宜食物搭配及功效

| 羊肉 | 鸡蛋 | 阿胶 | 青枣 | 龙眼 | 黑芝麻 |
|------|------|------|------|------|--------|
|  |  |  |  |  |  |
| 增强抵抗力 | 促进婴幼儿智力发育 | 促进婴幼儿生长发育 | 清内热去瘟毒 | 促进吸收和排泄 | 增强抵抗力 |

## ✗ 相克食物搭配及影响

| 茄子 | 白萝卜 | 油菜 | 丝瓜 | 苋菜 |
|------|--------|------|------|------|
|  |  |  |  | |
| 凉性，血虚之人应少食 | 偏凉性，血虚者忌生食 | 性凉，不宜多食 | 凉性，易使血虚加重 | 凉性，易影响气血运行 |

# 阴虚之人

**人群特点**

　　阴虚又称阴虚火旺，俗称虚火。中医讲究阴阳平衡，而阴虚是一种非平衡状态，即身体出现了问题。阴是指体内的体液，包括血液、唾液、泪水、精液、内分泌及油脂分泌等，阴虚表现为口干咽燥、尿黄便干、体质虚弱等。

**宜食须知**　应该多吃一些滋补肾阴的食物，以滋阴潜阳。

**忌食须知**　①应少吃辛辣的东西，火锅最好少吃。②煎、炸、爆、烤的食物也应少吃些。③冷饮对阴虚有调整作用，可适量食用。

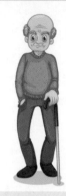

**小贴士**
阴虚体质者容易"上火"，所以阴虚者应经常提醒自己安神定志，保持稳定心态。

## ✔ 相宜食物搭配及功效

| 猪皮 | 银耳 | 豆腐 | 梨 | 黄瓜 | 百合 |
|------|------|------|------|------|------|
| 滋补机体 | 偏凉性，滋补机体 | 滋补机体阴气 | 润燥寒凉 | 偏凉性，滋补肾阴 | 降噪补阴 |

## ✘ 相克食物搭配及影响

| 肉桂 | 胡椒 | 狗肉 | 荔枝 | 杨梅 |
|------|------|------|------|------|
| 偏热性，燥液耗阴 | 助热，耗阴上火 | 热气虚火，燥液耗阴 | 助热上火 | 温热和胃，阴虚少吃 |

# 阳虚之人

**人群特点**

　　阳虚指人体内的阳气不足，表现为体温偏低、手足发凉、易出汗、大便稀、小便清长、食欲不振等现象。

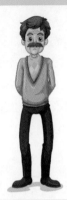

**宜食须知**　①宜多食温热的食物。②宜食用富含热量和营养的食物。③宜食用具有温阳散寒作用的食物。

**忌食须知**　①忌食生冷、性寒的食物。②忌食冷饮。

**小贴士**
宜住坐北朝南的房子，不要贪凉而室外露宿或在温差变化大的房子中睡眠。

## ✔ 相宜食物搭配及功效

| 羊肉 | 狗肉 | 冬虫夏草 | 人参 | 茴香 | 胡椒 |
|---|---|---|---|---|---|
|  |  |  |  |  |  |
| 温热食材，温补阳气 | 燥热食材，助阳耗阴 | 温热性食物，宜阴虚 | 温性食物，益气补养 | 理气散寒，有助阳道 | 去胃气虚冷 |

## ✘ 相克食物搭配及影响

| 鸭肉 | 西瓜 | 香蕉 | 柿子 | 冬瓜 |
|---|---|---|---|---|
|  |  |  |  |  |
| 性凉味甘，阳虚慎食 | 清热寒凉，阳虚少食 | 性寒味甘，清热败火 | 性寒，虚耗阳气 | 性寒食物，虚耗阳气 |

# 脾虚之人

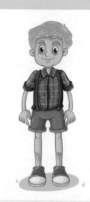

## 人群特点

　　脾虚泛指因胃肠功能虚损引起的一连串脾生理功能失常的病理现象，多因饮食失调、劳累过度，或久病体虚所引起。脾虚可出现营养障碍，或发生失血等病症。

**宜食须知**　①宜食甘平、甘温的食物。②宜食温热、易消化的食物。

**忌食须知**　①忌食性寒凉的食物。②忌吃辛辣、味重的食物。

## ✓ 相宜食物搭配及功效

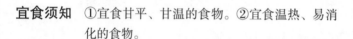

| 糯米 | 红薯 | 樱桃 | 鲫鱼 | 青枣 | 胡萝卜 |
|---|---|---|---|---|---|
|  |  |  |  |  |  |
| 可温补脾胃 | 补虚养脾胃 | 健脾开胃 | 补虚健胃 | 助脾运化 | 补气益脾 |

## ✕ 相克食物搭配及影响

| 鳖 | 梨 | 山楂 | 枸杞 | 黄瓜 |
|---|---|---|---|---|
|  |  |  |  | |
| 性寒，脾虚之人应慎食 | 性寒，不助于脾的运化 | 脾胃虚弱者慎服 | 对免疫功能有影响作用 | 性寒凉，脾虚之人少食 |

# 脑力劳动者

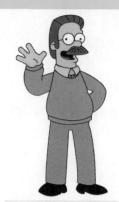

**人群特点**

　　脑力劳动者普遍久坐于办公桌前，易造成四肢血液循环不良、静脉曲张或手脚酸麻等现象。也由于思考劳动强度较大，易患神经衰弱症候群。

**宜食须知**　①宜多摄取富含维生素 A、维生素 C 及维生素 B 群的食物。②宜多摄取富含糖类的食物。③宜多摄取富含优质蛋白质的食物。④宜多摄取富含不饱和脂肪酸的食物。⑤宜多摄取富含脑磷脂的食物。

**小贴士**
不宜饮食过饱，从事脑力劳动工作的人吃得过饱后，会使大脑节奏减慢,效率降低。

## ✓ 相宜食物搭配及功效

| 动物肝脏 | 胡萝卜 | 花生 | 核桃 | 玉米 | 蛋黄 |
|---|---|---|---|---|---|
|  |  |  |  |  |  |
| 增强免疫力 | 增强抵抗力 | 增强记忆 | 健脑 | 促进脑细胞代谢，健脑 | 可增强记忆力 |

## ✗ 相克食物搭配及影响

| 肥肉 | 方便面 | 油炸食品 | 黄油 | 蛋糕 |
|---|---|---|---|---|
| |  |  |  |  |
| 脂肪高，影响工作效率 | 易增加代谢负担 | 易摄入过高热量 | 影响大脑的工作 | 偏甜，会降低大脑工作效率 |

# 体力劳动者

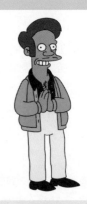

**人群特点**

　　体力劳动者多以肌肉、骨骼的活动为主，能量消耗多，需氧量高，物质代谢旺盛。劳动者还可能接触一些有害物，所以要通过合理膳食，在一定程度上减少或消除这些有害物质对身体的影响。

**宜食须知**　①宜加大饭量来获得较高的热量。②要充足地补充水分。补充的水分最好分多次饮，这样可以促使排汗减慢，防止食欲减退，并可减少水分蒸发。③增加蛋白质的摄取。蛋白质除了满足人的身体需要以外，还能增强对各种毒物的抵抗力，多吃些含蛋白质的食物。

**小贴士**
体力劳动者的膳食应提供足够的热量，保证正常工作的需要。

## ✔ 相宜食物搭配及功效

| 黑木耳 | 猪血 | 胡萝卜 | 猕猴桃 | 橙子 | 南瓜 |
|---|---|---|---|---|---|
|  |  |  |  |  |  |
| 清理肠胃 | 易于毒素排出体外 | 防止呼吸道感染 | 解热、止渴、通淋 | 降低胆固醇和血脂 | 清除体内的有害物 |

## ✘ 相克食物搭配及影响

| 味精 | 饮料 | 咸菜 | 皮蛋 | 爆米花 |
|---|---|---|---|---|
|  |  |  |  |  |
| 过食致癌 | 易麻醉神经 | 常吃致癌 | 过食易致贫血 | 易致铅中毒 |

# 高温工作者

## 人群特点

　　在高温环境下，人的体温调节、水盐代谢、血液循环等功能都会受到一定程度的影响。高温作业会使蛋白质代谢增强，从而引起腰酸背痛、头晕目眩、体弱多病、代谢功能衰退等症状。

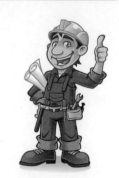

**宜食须知** ①应多补充蛋白质。高温作业会使蛋白质分解代谢增加，若蛋白质长期不足，则可能会造成负氮平衡。②注意补充多种矿物质，以维持正常的代谢活动。③应使用富含维生素的食物，以维持正常的生理功能。④要注意水、盐的补充。

**小贴士**
当红细胞内含钾量降低时，在高温环境下易发生中暑，所以应补充多种矿物质。

## ✔ 相宜食物搭配及功效

| 黄豆 | 黑豆 | 苦瓜 | 甜瓜 | 土豆 | 草鱼 |
|------|------|------|------|------|------|
|  |  |  |  |  |  |
| 补充能量<br>增强体质 | 祛风除湿<br>调中下气 | 消暑解热<br>明目解毒 | 消暑清热<br>生津解渴 | 和胃调和<br>益气健脾 | 增强体质<br>延缓衰老 |

## ✘ 相克食物搭配及影响

| 雪糕 | 柠檬 | 烤肉 | 辣椒 | 荔枝 |
|------|------|------|------|------|
|  |  |  |  |  |
| 生湿增痰 | 易致光敏性<br>皮炎 | 致癌<br>上火 | 易致上火 | 易致上火 |

# 低温工作者

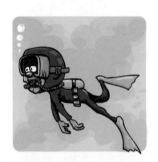

## 人群特点

在低温环境中，体热散失加速，基础代谢率增高。此外，低温会使甲状腺素的分泌增加，使物质的氧化过程加速，机体的散热和产热能力都明显增加。因此，低温工作者应在饮食上多加注意。

**宜食须知** ①注意补足热量，提高蛋白质的摄入量。②增加维生素的摄入量。③补充矿物质。寒冷的天气迫使机体消耗钠，钠未加强产热功能，因此要多补充钙和钠。④调味时可适当增加食盐量，这样可以使机体产热功能加强。

**小贴士**
人们可适当吃些薯类，如红薯、土豆等，均富含维生素 C、维生素 B 等。

## ✓ 相宜食物搭配及功效

| 香蕉 | 鸡蛋 | 胡萝卜 | 马铃薯 | 芹菜 | 玉米 |
|---|---|---|---|---|---|
|  |  |  |  |  |  |
| 增强抵抗力 | 促进婴幼儿智力发育 | 促进婴幼儿生长发育 | 清内热去瘟毒 | 促进吸收和排泄 | 促进吸收和排泄 |

## ✗ 相克食物搭配及影响

| 糖果 | 蜂蜜 | 肥肉 | 茶 | 味精 |
|---|---|---|---|---|
|  |  |  |  |  |
| 影响牙齿发育 | 易引起婴儿中毒 | 易导致肥胖 | 影响蛋白质吸收 | 影响大脑发育 |

# 长时间电脑操作者

## 人群特点

电脑症候群是一种新型疾病，是人长时间使用电脑后出现身体不适，如头晕、食欲下降、反应迟钝等现象。此外，长时间操作电脑的人因长期姿势不良、全身性运动减少，容易引起腕隧道症候群与关节炎。

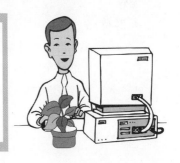

**宜食须知**　①宜多吃含高蛋白质、维生素、磷脂、胆碱的食物。②多食碱性和含镁食品。③食用富含 ω–3 多不饱和脂肪酸和维生素 E 的食物。④宜多补充脂肪酸、维生素 A、维生素 K、维生素 E 及维生素 B 群等。

**小贴士**

为了避免荧幕反光或不清晰，电脑不应放置在窗户的对面或背面，环境照明要柔和。

## ✓ 相宜食物搭配及功效

| 羊肝 | 猪肝 | 蛋类 | 花生 | 核桃 | 红萝卜 |
|------|------|------|------|------|--------|
|  |  |  |  |  |  |
| 补血益肝缓解视疲劳 | 提高视力 | 增强免疫 | 抗电脑辐射 | 缓解大脑疲劳 | 缓解视疲劳 |

## ✗ 相克食物搭配及影响

| 油条 | 米粉 | 味精 | 咸菜 | 肥肉 |
|------|------|------|------|------|
| |  |  |  |  |
| 易致骨质疏松 | 易致贫血 | 过食致癌 | 过食致癌 | 易致肥胖 |

# 夜间劳动者

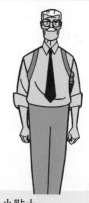

## 人群特点

　　夜间工作者由于过着昼夜颠倒的生活，对人体的生理和代谢功能都会产生一定的影响，有时会出现头晕、疲倦或者食欲不振的情况。因此，对于在夜间工作或长时间熬夜的人来说，在饮食上讲究是很有必要的。

**宜食须知**　①要注意补充维生素 A。②晚餐时多食用富含 B 族维生素的食物，可有效保护神经组织、安定神经、舒缓焦虑。

**忌食须知**　①忌为了提神，过量食用有刺激性的饮品。②忌多食甜食以补充能量，容易引起肥胖症。

**小贴士**
夜间工作者除了要合理安排饮食外，还要重视身体锻炼。

## ✓ 相宜食物搭配及功效

| 牛奶 | 猕猴桃 | 胡萝卜 | 马铃薯 | 芹菜 | 玉米 |
|---|---|---|---|---|---|
|  | |  |  |  |  |
| 有助改善睡眠 | 促进睡眠 | 促进婴幼儿生长发育 | 清内热去瘟毒 | 促进吸收和排泄 | 促进吸收和排泄 |

## ✗ 相克食物搭配及影响

| 咖啡 | 茶 | 味精 | 咸菜 | 肥肉 |
|---|---|---|---|---|
|  | |  |  |  |
| 易导致失眠 | 增强疲惫感 | 过食致癌 | 过食致癌 | 易致肥胖 |

# 科学进食：
# 常见病症的饮食宜忌

▶内科疾病

▶外科及骨科疾病

▶妇科及男科疾病

▶儿童疾病

# 风寒型感冒

**临床表现**

怕冷、少发热、无汗，头颈疼痛、四肢酸痛，鼻塞、声重、打喷嚏、流涕、咳嗽，口不渴，或口渴时喜热饮，苔薄白，脉浮紧。四季皆可发病，以冬、春两季为多。以老人、小孩多见。

**病症简介**

风寒型感冒是因风吹受凉引起的感冒，春冬发生较多。这种感冒与病人感受风寒有关。病后浑身酸痛、鼻塞流涕、咳嗽有痰。治疗应以辛温解表为原则，西药、中药皆可，亦可采用食疗。

**食疗要点**

宜食具发散风寒、辛温解表作用的食物，慎食性凉、生冷的食物。

＋

▼
暖胃发汗

＋

▼
温胃散寒

✓ **宜食搭配**

**［生姜＋红糖］**

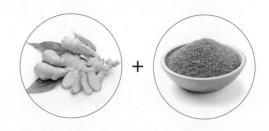

红糖指带蜜的甘蔗成品糖，即甘蔗经榨汁，浓缩形成的带蜜糖。按结晶颗粒不同，红糖可分为片糖、赤砂糖、红糖粉、碗糖等，因没有经过高度精炼，几乎保留了蔗汁中的全部成分，除了具备糖的功能外，还含有维生素和微量元素，如铁、锌、锰、铬等，营养成分比白砂糖高很多。中医认为，红糖性温、味甘入脾，具有益气补血、健脾暖胃、缓中止痛、活血化瘀的作用。

中医认为，生姜皮性辛凉，治皮肤浮肿；生姜辛而散温，益脾胃，善温中，降逆止呕，除湿消痞，止咳祛痰，以降逆止呕为长。

风寒感冒是因为受寒引起的感冒，脾胃虚寒，选用温补脾胃、散寒发汗的红糖和去皮的生姜熬水服用，可让风寒感冒患者从内"暖"起来，通过发汗把体内的寒气排放出去，从而达到治愈的目的。

# 风热型感冒

**临床表现**

不怕冷，或微怕风，发热较重，头胀痛、面赤，咽喉红肿疼痛，鼻塞、打喷嚏、流涕，涕稠，咳嗽痰稠，口干想饮，舌边尖红、苔薄黄、脉浮数。四季皆可发病，以春秋两季为多。以年老体弱者多见。

**病症简介**

《诸病源候论·风热候》："风热病者，风热之气，先从皮毛入于肺也。肺为五脏上盖，候身之皮毛，若肤腠虚，则风热之气，先伤皮毛，乃入肺也。其状使人恶风寒战，目欲脱，涕唾出。"

**食疗要点**

宜食具有清热、解表作用的食物，慎食辛辣的食物、发物等。

+

▼

清热下火

+

▼

下火利尿

✓ **宜食搭配**

**[豆腐 + 冬瓜]**

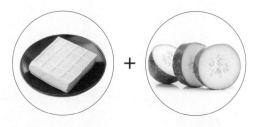

豆腐主要由大豆制成，所以含有丰富的蛋白质，还含有铁、钙、镁、钾等多种矿物质和维生素，营养价值极高。中医认为，豆腐性微寒、味甘，能补脾益胃、清热润燥、利小便、解热毒。豆腐可以单独成菜，也可以作主料、辅料，煲汤、煎炸、清炖、红烧无一不可。

中医认为，冬瓜性寒味甘，入肺、大肠、膀胱经，具消热、利水消肿等多种功效。冬瓜清热利尿的效果很显著，是风热感冒患者的首选食物之一。煲冬瓜汤可把冬瓜皮洗净，连皮带籽一同煮汤，效果更佳。

豆腐属于高品质的蛋白质，与利尿的冬瓜同煲汤，既可以补充风热患者流失的蛋白质，又可以下火利尿，是风热感冒患者的不可多得的宜食搭配之一。

# 高温中暑

## 临床表现

感觉烦热难受，体温升高（往往超过40℃），皮肤潮红，但干燥无汗，继而意识模糊、恶心呕吐、血压降低、脉搏快而弱，终至昏迷（可于数小时内致死）。患者以高温作业者为多。

**病症简介** 高温中暑是在气温高、湿度大的环境中，发生体温调节障碍，以水、电解质平衡失调，心血管和中枢神经系统功能紊乱为主要表现的一种综合征。

**食疗要点** 宜食具有清热解暑、生津止渴作用的食物，慎食辛辣、刺激性、性温助热的食物。

+

▼

清爽解渴

---

+

▼

消温解暑

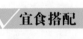 **宜食搭配**

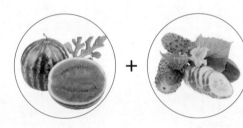

**[西瓜 + 黄瓜]**

西瓜是夏天常见的消暑水果之一，味道甘甜多汁，是盛夏佳果。西瓜除不含脂肪和胆固醇外，含有大量葡萄糖、苹果酸、果糖、蛋白氨基酸、番茄素及丰富的维生素C等物质，是一种富有很高营养、纯净、食用安全的食品。

黄瓜富含蛋白质、糖类、胡萝卜素、尼克酸和多种矿物质与维生素等营养成分。中医认为，黄瓜性凉味甘、苦，无毒，入脾、胃、大肠经，具有除热、利水利尿、清热解毒的功效，主治烦渴、咽喉肿痛、火眼、火烫伤，还有减肥功效。

西瓜甘甜且性凉，是夏季消暑解渴的首选食物，黄瓜生食除热利尿的效果也很显著，此外这两种食材还含有丰富的维生素和矿物质，解暑的同时补充身体因湿热流失的营养成分，是夏季清热解暑的佳品。

# 咳嗽

## 临床表现

风寒型咳嗽初期有鼻塞流涕、头痛、舌苔薄白，咳痰稀或白黏；风热型咳嗽咳痰黄稠，兼有口渴咽痛，喉咙发热发痛，舌苔薄黄；肺燥型咳嗽干咳无痰，或者有痰咳不出，鼻燥咽干，舌苔薄而少津。

**病症简介** 咳嗽是呼吸系统中最常见的症状之一，当呼吸道黏膜受到异物、炎症、分泌物或过敏性因素等刺激时，即反射性地引起咳嗽。

**食疗要点** 宜食清肺平喘类食物，慎食生冷食物及酿痰生热、辛辣油腻的食物，还应忌食发物。

▼

润肺止咳

+

▼

清心养肺

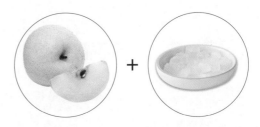

✓ **宜食搭配**

[ 雪梨 + 冰糖 ]

雪梨性寒、味甘，富含多种维生素和苹果酸、柠檬酸、胡萝卜素等营养物质。中医认为，雪梨有治风热、润肺、消痰、降火、解毒等功效，还具有润肺清燥、止咳化痰、养血生肌的作用，对急性气管炎和上呼吸道感染的患者出现的咽喉干、痒、痛及音哑、痰稠、便秘、尿赤均有良效。

冰糖是砂糖的结晶再制品。中医认为，冰糖具有润肺、止咳、清痰和去火的作用，也是泡制药酒、炖煮补品的辅料。冰糖具有补中益气、和胃润肺、止咳化痰、祛烦消渴、清热降浊、养阴生津、止汗解毒等功能，可用于治疗中气不足、肺热咳嗽、咯痰带血、阴虚久咳、口燥咽干、咽喉肿痛、小儿盗汗、风火牙痛等病症。

雪梨是秋冬干燥季节润肺清热、生津止渴的良物，与冰糖同用，可以增强润肺止咳的作用。

# 失眠

## 临床表现

①入睡困难，不能熟睡。②早醒，醒后无法再入睡。③睡过后精力没有恢复。④容易惊醒，对声音或灯光敏感。⑤失眠的人多喜欢胡思乱想。⑥经常失眠会导致神经衰弱，而神经衰弱会加重失眠。

**病症简介** 失眠指无法入睡或无法保持睡眠状态，导致睡眠不足，为各种原因引起的入睡困难、早醒及睡眠时间不足或质量差等。

**食疗要点** 宜吃补脑安神的食物，慎吃肥腻、不易消化和引起消化系统胀气的食物。

+

▼
安神健脑

+

▼
养心安神

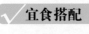 宜食搭配

[ 牛奶 + 红枣 ]

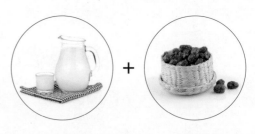

牛奶富含多种矿物质，而且牛奶的钙吸收率非常高，是人体的最佳钙来源之一。中医认为，牛奶味甘，性平、微寒，入心、肺、胃经，具有安神益脾，养胃生津等功效，非常适用于久病体虚、气血不足和营养不良的人群。

红枣的维生素含量非常高，具有极高的营养价值。中医认为，红枣性温味甘，具有益气补血和强健脾胃、养血安神等功效。红枣具有显著的补气血功效，会让人面色红润，此外它富含的丰富维生素 C 也可以促进肌肤新陈代谢，具有美白祛斑的功效，是爱美女性的美容佳品。

牛奶和红枣都具有安神的功效，红枣对血虚失眠有良好的治疗效果，睡前喝上一杯加了几颗红枣的热牛奶，可以促进睡眠。

# 外感头痛

**临床表现**

　　一般发病较急，病势较剧，多表现掣痛、跳痛、胀痛、重痛，痛无休止，多因外邪所致。多见于感冒病人。起病较急，头痛持续不解，伴有恶寒、发热、鼻塞流涕、骨节疼痛、咳嗽等症，多属实证。

**病症简介**　外感头痛是因受寒而生的一种病，一般病情明显，患者有强烈反应。四季都有，以春、夏季最多。

**食疗要点**　宜食具有散寒清热、疏风止痛作用的食物，慎食油腻煎炸、生冷、性味寒凉的食物。

+

▼

温热止痛

---

+

▼

散寒止痛

✓ **宜食搭配**

[ 芹菜 + 葱 ]

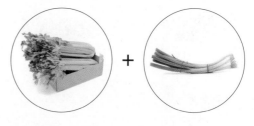

　　芹菜是一种香气较重的蔬菜，营养丰富，富含蛋白质、碳水化合物、胡萝卜素、B族维生素、钙、磷、铁、钠等。中医认为芹菜味甘性凉，具有平肝清热、祛风利湿、除烦消肿、凉血止血、润肺止咳、降低血压、健脑镇静等功效，芹菜茎与鸡蛋同食可以治头痛。

　　葱含有丰富的蛋白质和碳水化合物及多种维生素，对人体很有益处，具有解热、祛痰的功效。此外葱的挥发油等有效成分，具有刺激身体汗腺、发汗散热之作用。葱白性平，味辛，无毒，煮汤可治伤风寒的寒热，对治疗外感风寒引起的头痛有一定疗效。

　　芹菜和葱均有治疗外感头痛的作用，富含多种营养，非常适用于外感头痛患者。

# 贫血

**临床表现**

头晕、眼花、耳鸣、面部及耳轮色泽苍白、心慌、心速、夜寐不安、疲乏无力、指甲变平凸而脆裂、注意力不集中、食欲不佳、月经不调。妇女发病较多。

**病症简介**　在一定容积的循环血液内红细胞计数、血红蛋白量以及红细胞压积均低于正常标准为贫血。贫血可能是一种复杂疾病的临床表现。

**食疗要点**　增加血红细胞素，饮食要点是补充铁、维生素 $B_{12}$ 和蛋白质，也要适量补充维生素 C 促进吸收。

+

▼

补钙补血

+

▼

补钙补血

✔ **宜食搭配**

[ 肝脏 + 菠菜 ]

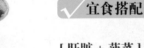 +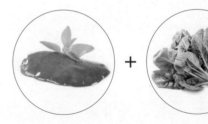

菠菜的蛋白质量高于其他蔬菜，且含有相当多的叶绿素，尤其维生素 K 的含量在叶菜类中最高（多含于根部），能用于鼻出血、肠出血的辅助治疗。菠菜补血之理与其所含丰富的类胡萝卜素、抗坏血酸有关，两者对身体健康和补血都有重要作用。

猪肝中含有的铁，是人体制造血红蛋白的基本原料；含有的维生素 $B_1$、$B_2$，是治疗恶性贫血的良药；含有的肝糖和维生素 A，可改善贫血患者的造血系统的生理调节。常食猪肝，可产生新的红血球，促进血色素的增高。

菠菜与猪肝均含有丰富的铁质，可以起到有效的补血作用；此外菠菜中丰富的维生素 C 有抗氧化作用，可以还原猪肝中的二价铁，而人体对铁的吸收就是以二价铁的形式吸收的，所以这两样食材搭配起来更有利人体对铁质的吸收，具有很好的补血效果。

# 胃炎

## 临床表现

急性胃炎一般为上腹部不适或疼痛、肠绞痛、食欲减退、恶心和呕吐，严重可导致发热、畏寒、头痛、肌肉痉挛和休克等。慢性胃炎主要分为浅表性胃炎、慢性萎缩性胃炎和肥厚性胃炎三类。

**病症简介** 胃炎是胃黏膜炎症的统称，是一种常见病，可分为急性和慢性两类，发病者通常存在饮食上的不良习惯。

**食疗要点** 宜食有助于减轻胃部刺激的汤汁类食物，慎食易产气、肥腻、辛辣的食物。

\+

▼

消炎暖胃

\+

▼

暖胃益气

✓ **宜食搭配**

[牛奶 + 小米]

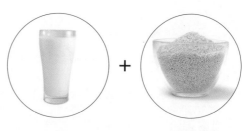

牛奶中含有丰富的蛋白质和多种矿物质，是人体营养成分的最佳来源。此外，牛奶还可以中和胃酸，有利止血。

小米是一种粗粮，含丰富的蛋白质和维生素，其中维生素 $B_1$ 的含量位居所有粮食之首。中医认为，小米性凉，味甘、咸，入肾、脾、胃经。《本草纲目》说，小米"治反胃热痢，煮粥食，益丹田，补虚损，开肠胃"。小米有健脾和胃、除热解毒等多种功效，主治脾胃虚热、反胃呕吐、消渴等病症，非常适合肠胃不好人群食用。

胃炎患者应该食用营养丰富、易于消化的食物。牛奶和小米都符合这两个特点，而且属于流质食物，非常适合胃炎患者。

# 糖尿病

一般包括两个方面：一是血糖尿糖多造成的三多一少，吃得多、喝得多、排尿多、体重下降；另一个是并发症造成的症状，如视网膜病变等。

**病症简介** 糖尿病是由遗传因素、免疫功能紊乱等各种致病因子作用于机体，导致胰岛功能减退、胰岛素抵抗等而引发的系列代谢紊乱综合征。

**食疗要点** 宜食促进胰岛素分泌、调节糖代谢的食物，慎食容易使血糖升高的糖类，还有辛辣、刺激、肥腻的食物。

+

▼

辅助降糖

+

▼

营养丰富

## ✓ 宜食搭配

[ 燕麦 + 南瓜 ]

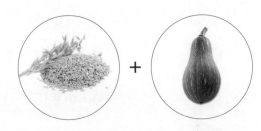

燕麦属于美国 FDA 认定的功能性食物，兼具降低胆固醇和平稳血糖的功效。燕麦中的 β-葡聚糖可减缓血液中葡萄糖含量的增加，预防和控制肥胖症、糖尿病及心血管疾病。含有燕麦的饮食结构有助于长期控制能量摄入，缓慢消化的碳水化合物对血糖的影响。燕麦纤维还可减轻饥饿感，可以有助于减轻体重。

南瓜含有丰富的营养，其中特有的南瓜多糖可以提高机体免疫功能，促进细胞因子的生成；南瓜还含有丰富的钴，而钴可以促进造血功能，并参与人体内维生素 $B_{12}$ 的合成，是人体胰岛细胞所必需的微量元素。所以糖尿病人适合多食用南瓜。

糖尿病人应该多吃富含膳食纤维的食物，因为膳食纤维具有降低血糖的功效，而南瓜又可促进胰岛素的分泌，所以南瓜与燕麦搭配是糖尿病人的最佳选择之一。

# 便秘

## 临床表现

急性便秘多由肠梗阻、肠麻痹、急性腹膜炎、脑血管意外、急性心肌梗死、肛周疼痛等急性疾病引起,主要表现为原发病的临床表现。慢性便秘多无明显症状。

**病症简介**　便秘是指排便次数减少,每2～3天或更长时间一次,无规律性,粪质干硬,常伴有排便困难感,是一种临床常见的症状。

**食疗要点**　宜食富含膳食纤维的食物,慎食刺激性强的食物。

**+**

▼

高纤润肠

---

**+**

▼

益气通便

✓ **宜食搭配**

[ 香蕉 + 蜂蜜 ]

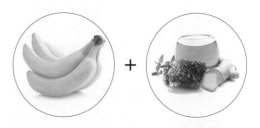

香蕉是高热量的热带水果,淀粉质丰富,果肉香甜软滑,是人们喜爱的水果之一。中医认为,香蕉性寒,味甘,可清热润肠,促进肠胃蠕动,适用于痔疮出血、发热、口干烦渴、大便干燥难解、痔疮、肛裂、大便带血、癌症病人及放疗、化疗后食用。

蜂蜜是由蜜蜂采集植物蜜腺分泌的汁液经充分酿造而成。蜂蜜是一种天然食品,是由单糖类的葡萄糖和果糖构成,可以被人体直接吸收,而不需要酶的分解。蜂蜜易于吸收,还含有丰富的营养,具有滋养、润燥、解毒、美白养颜、润肠通便之功效,可调补脾胃、润肠通便、润肤生肌等,主治脘腹虚痛、肠燥便秘、目赤、口疮、风疹瘙痒、水火烫伤、手足皲裂。

香蕉和蜂蜜都有润肠的作用,可以促进肠胃蠕动,非常适合便秘患者搭配食用。

# 高血压

**临床表现**

①头晕，有些是一过性的，有些是持续性的。②头痛，多为持续性钝痛或搏动性胀痛。③烦躁、心悸、失眠。④注意力不集中，记忆力减退。⑤肢体麻木，常见手指、足趾麻木或皮肤如蚁行感等。

**病症简介**　高血压是指在静息状态下动脉收缩压和（或）舒张压增高，常伴有心、脑、肾、视网膜等器官功能性或者器质性改变以及脂肪和糖代谢紊乱等现象。

**食疗要点**　宜食富含维生素、钾等营养成分的新鲜蔬果，慎食容易产气的食物，忌食含高糖、茶碱、酒精类食物。

+

▼

辅助降压

---

+

▼

降压护心

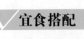　**宜食搭配**

**[芹菜 + 西红柿]**

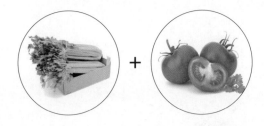

　　芹菜含丰富的维生素和矿物质，钾含量尤其高，有利于促进钠的排出，对高血压病人非常有利。芹菜叶茎中还含有药效成分的芹菜苷、佛手苷内酯和挥发油，具有降血压、降血脂、防治动脉粥样硬化的作用，对神经衰弱、月经失调、痛风、肌肉痉挛也有一定的辅助食疗作用。

　　西红柿含有丰富的维生素，其中维生素 C 含量尤其高。此外西红柿富含的番茄红素也是一种良好的抗氧化剂，可降低人患癌症和心脏病的危险。西红柿有生津止渴、健胃消食、清热消暑、补肾利尿等功能，可治热病伤津口渴、食欲不振、暑热内盛等病症。此外，它还具有显著的止血、降压、降低胆固醇的作用。

　　芹菜中富含的钾元素和西红柿富含的维生素 C 都可以辅助降低血压，对高血压患者有利。

# 腹泻

### 临床表现

便意频繁，每次排便不多并有里急后重感者，小肠病变则无里急后重感。腹痛在下腹或左下腹，排便后腹痛可减轻者，往往为直肠病变。小肠病变腹泻，疼痛多在脐周，排便后疼痛多不缓解。

**病症简介** 腹泻是指排便次数明显超过平日习惯的频率，粪质稀薄，水分增加，每日排便量超过200克，或含未消化食物或脓血、黏液。

**食疗要点** 宜食有止泻作用、性味平和的食物，不宜吃含粗纤维多的食物和容易产气的食物。

+

▼

补充营养

+

▼

暖胃止泻

√ **宜食搭配**

[ 苹果 + 柑橘 ]

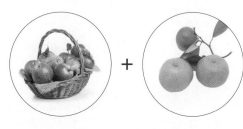

苹果是日常生活中最常见的水果之一，营养丰富且易于人体吸收，还是碱性食品，吃苹果可迅速中和体内过多的酸性物质（包括运动产生的酸及鱼、肉、蛋等酸性食物在体内产生的酸性代谢产物），增强体力和抗病能力。此外苹果性平，温和，所以有一定的止泻作用。

柑橘富含多种人体保健物质，营养丰富，对人体健康很有好处。柑橘性温和，主治肠胃问题，可以调和肠胃，也能刺激肠胃蠕动、帮助排气，还能镇定消化道、增加胃口、刺激食欲。

腹泻患者会流失大量的水分、无机盐和营养成分，所以可以食用营养丰富且具有止泻作用的苹果和调理肠胃的柑橘。

# 尿频

**临床表现**

　　排尿次数增多而每次尿量正常，因而全日总尿量增多，多见于糖尿病、尿崩症、急性肾功能衰竭多尿期等；也可排尿次数增多而每次尿量减少，或仅有尿意并无尿液排出。

**病症简介**　　正常成人白天排尿 4 ~ 6 次，夜间 0 ~ 2 次，次数明显增多称尿频。由于多种原因可引起小便次数增多，但无疼痛，又称小便频数。

**食疗要点**　　宜食动物性食物，肾气不足者宜食温补固涩食物，肝胆火旺者宜食清补食物；慎食性味寒凉、有利尿作用的食物。

＋

▼

益气滋补

＋

▼

补肾益气

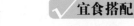

✔ **宜食搭配**

[ 韭菜 + 豆腐 ]

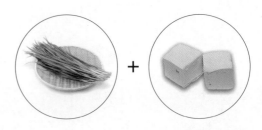

　　韭菜含有多种维生素和矿物质，还含有丰富的纤维素。中医认为，韭菜性温，味辛，但无壮阳成分，入肝、胃、肾经，可补肾、温中行气、散瘀、解毒，主肾虚阳痿、噎膈反胃、胸痹疼痛、吐血、尿血、痢疾、痔疮、痈疮肿毒、漆疮、跌打损伤。肾气不足者可食用适量韭菜温补固涩。

　　豆腐营养极高，含蛋白质 15.7 克、脂肪 8.6 克、碳水化合物 4.3 克和纤维 0.1 克，能提供 611.2 千焦的热量。豆腐里的高氨基酸和蛋白质含量使之成为谷物很好的补充食品。豆腐脂肪的 78% 是不饱和脂肪酸并且不含有胆固醇，素有"植物肉"之美称。豆腐的消化吸收率达 95% 以上。两小块豆腐，即可满足一个人一天钙的需要量。

　　韭菜和豆腐同食，益气滋补作用明显，对尿频患者有很大作用。

# 继发性骨质疏松症

**临床表现**

以疼痛最为常见，多为腰背酸疼，其次为肩背、颈部或腕踝部，可因坐位、立位、卧位或翻身时疼痛；还可导致脊柱变形、弯腰、驼背、身材变矮；易骨折，常见骨折部位是脊椎骨、腕部和髋骨。

**病症简介**　继发性骨质疏松症是以骨组织显微结构受损，骨矿成分和骨基质等比例减少，骨质变薄，骨小梁数量减少，骨脆性增加和骨折危险度升高的一种全身性骨病。继发性骨质疏松症又可分为绝经后骨质疏松症和老年性骨质疏松症。

**食疗要点**　宜食富含维生素 D 和钙的食物，慎食含咖啡因较多的饮料和食物。

+

▼

补钙

+

▼

健骨补钙

**✓ 宜食搭配**

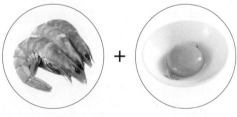

[虾 + 鸡蛋黄]

虾肉营养丰富，富含蛋白质和多种矿物质，如钙、镁、铁等，不仅可以保护心血管健康，还可以防治骨质疏松，增强人体的免疫力和性功能。此外虾的通乳作用也很强，对小儿、孕妇尤有补益功效。中医认为，虾性温、味甘，入肝、肾经。虾肉有补肾壮阳、通乳抗毒、养血固精、化瘀解毒、益气滋阳、通络止痛、开胃化痰等功效。

鸡蛋黄含有丰富的脂肪，包括中性脂肪、卵磷脂、胆固醇等；也含有丰富的钙、磷、铁等矿物质；含有丰富的蛋白质，而且是高生物价的蛋白质；而且含有丰富的维生素，其中以维生素 A、维生素 D、维生素 B 最多。钙、维生素 D 恰恰是防治骨质疏松的重要成分。

# 脚气

## 临床表现

①糜烂型：初起趾间潮湿，浸渍发白或起小水疱，剥去皮屑为湿润、潮红的糜烂面，有奇痒，易继发感染。②水疱型：初起为壁厚饱满的小水疱，有的可融合成大疱，疱液透明，周围无红晕。

## 病症简介

脚气是一种极常见的真菌感染性皮肤病，成人中70%～80%的人有脚气。常在夏季加重，冬季减轻，也有人终年不愈。

## 食疗要点

宜食富含维生素 $B_1$ 的食物，高蛋白的食物，有利水、泄热功效的食物；慎食易动风滞气的食物、甜食和碱含量高的食物。

+

▼

提高免疫力

+

▼

补充 B 族维生素

✓ **宜食搭配**

**[ 胡萝卜 + 花生 ]**

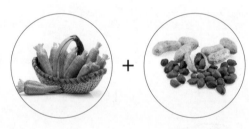

胡萝卜富含多种维生素和矿物质，营养丰富，此外还含有大量的胡萝卜素，胡萝卜素对于提高机体免疫机制和预防细胞癌变有重要作用。胡萝卜中所含的丰富维生素 B 对于防治脚气有显著疗效。

花生果实含有蛋白质、脂肪、糖类、维生素 A、维生素 $B_6$、维生素 E、维生素 K，以及矿物质钙、磷、铁等营养成分，含有 8 种人体所需的氨基酸及不饱和脂肪酸，含卵磷脂、胆碱、胡萝卜素、粗纤维等物质。其中维生素 $B_1$ 的含量很丰富，对于防治脚气很有效果。

胡萝卜和花生搭配起来吃可以补充丰富的 B 族维生素和矿物质，有利于防治脚气。

# 皮肤瘙痒

**临床表现**

①全身性瘙痒病患者全身各处皆有阵发性瘙痒，且往往由一处移到另一处。瘙痒程度不同，往往晚间加剧，影响患者睡眠。②局限性瘙痒病指瘙痒发生于身体某一部位，患部可能发生红肿、糜烂等症状。

**病症简介**　皮肤瘙痒是指临床上无原发损害，仅以皮肤瘙痒为主要症状的一种神经功能障碍型皮肤病，中医称之为痒症或瘙痒症。

**食疗要点**　宜食凉性及膳食纤维含量高的水果和蔬菜，富含锰元素的食物；慎食性热、煎炸、甜腻、辛辣、刺激性食品及海产品和碳酸饮料。

减轻瘙痒

补水润肤

**✓ 宜食搭配**

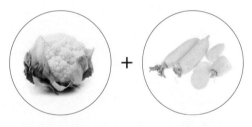

[菜花 + 白萝卜]

　　菜花是含有类黄酮最多的食物之一，类黄酮可以有效减少心脏病与中风的危险。此外菜花含有抗氧化、防癌症的微量元素，长期食用可以降低癌症几率，还含有丰富的维生素 K，可以加强血管壁，更重要的是菜花含有丰富的维生素 C，可以增强机体免疫功能。有研究表明缺锰可导致皮肤瘙痒，而菜花中含有丰富的锰，可帮助机体补充锰。

　　白萝卜不仅含有丰富的维生素和矿物质，还有大量的膳食纤维，可以加强肠胃蠕动，起到排毒的作用。研究发现，有部分皮肤瘙痒患者是因为身体缺乏水分导致皮肤干燥引发的皮肤瘙痒，而白萝卜性凉补水，可以缓解皮肤瘙痒的症状。

　　菜花和白萝卜中丰富的锰元素和白萝卜的补水功能非常适用于皮肤瘙痒患者。

# 烧伤

## 临床表现

　　一度烧伤表现为皮肤轻度红、肿、热、疼痛，无水泡；浅二度烧伤表现为受伤皮肤剧痛，有水泡；深二度烧伤表现为痛觉迟钝，可有或无水泡；三度烧伤表现为皮肤痛觉消失、无弹性、无水泡。

## 病症简介

烧伤是机体直接接触高温物体或受到强的热辐射所发生的变化，为日常生活、生产劳动中常见的损伤。烧伤不仅是皮肤损伤，还可深达肌肉、骨骼。

## 食疗要点

宜食富含锌、维生素 A、B 族维生素、维生素 C 的食物，慎食油腻辛辣、刺激性的食物。

+

▼

清热

---

+

▼

利于伤口愈合

✓ **宜食搭配**

**[绿豆汤 + 芝麻]**

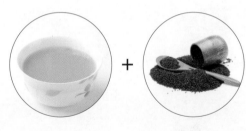

　　绿豆含有丰富的蛋白质和多种矿物质，营养丰富，维生素 A 和 B 族维生素的含量也很丰富。中医认为，绿豆性凉，味甘，入心、胃经，可以清热解毒、消暑、利水，主治暑热烦渴、水肿、泻利、丹毒、痈肿、热药毒。烧伤病人适合食用清凉止渴、营养丰富，且易于吸收的食物，绿豆汤是不错的选择。

　　芝麻含有大量的脂肪和蛋白质，还有多种矿物质和维生素，其中锌含量很高。烧伤患者宜食含锌量较高的食物，可以有效避免伤口的感染，促进伤口的愈合。

　　绿豆汤和芝麻搭配起来不仅含有丰富的维生素，还有大量的蛋白质和矿物质，不仅给烧伤病人补充能量，还能预防伤口感染，促进愈合。

# 痤疮

**临床表现**

初起皮损多为位于毛囊口的粉刺，分白头粉刺和黑头粉刺两种，在发展过程中可产生红色丘疹、脓疱、结节、脓肿及疤痕。好发于颜面部，其次为胸背部、肩部等皮脂腺丰富区，偶尔也生在其他部位。

**病症简介**　　痤疮是美容皮肤科最常见的病种之一，又叫青春痘、粉刺、毛囊炎，除儿童外，多发于面部。

**食疗要点**　　宜食清热、利湿、排毒的食物，含丰富维生素的清淡食物，富含锌的食物；慎食辛辣、油腻、刺激性的食物及会造成体内代谢紊乱的发物。

+

▼

消炎除湿

+

▼

促进皮肤新生

## ✓ 宜食搭配

**[ 白菜 + 牡蛎 ]**

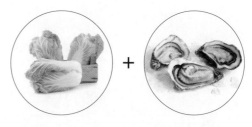

白菜营养丰富，维生素 C 的含量要高于苹果，微量元素锌的含量则高于肉类，含水量丰富，高达 95%。常吃大白菜可以起到抗氧化、抗衰老的作用。中医认为，白菜性微寒、味甘，具有养胃生津、除烦解渴、利尿通便、清热解毒等功效。

牡蛎营养丰富，锌含量非常高，男性每天食用一个就可以满足身体对锌的需求；牡蛎又是补钙的最好食品，含磷很丰富，由于钙被体内吸收时需要磷的帮助，所以有利于钙的吸收。

富含锌的食物有控制皮脂腺分泌和减轻细胞脱落与角化的作用，维生素 $B_6$ 参与不饱和脂肪酸的代谢，对痤疮防治大有益处，白菜含有丰富的维生素 $B_6$，而牡蛎中则含有丰富的锌，两者搭配食用非常适宜于痤疮患者。

# 黄褐斑

## 临床表现

斑片大小不定，形状不规则，边界清楚，基本对称，常分布于颧、颈、鼻或口周，无任何自觉症状，但影响美观。

## 病症简介

黄褐斑又名肝斑、面尘，是发生于面部的黄褐或深褐色斑片。黄褐斑在夏季颜色会加深，多见于女性，男性也可发生。

## 食疗要点

宜食富含维生素 C、E 和抑制黑色素沉积、延缓衰老的食物；慎食油炸食品、腌渍食物和刺激性强的食物，加重黑色素沉着。

+

▼

美白祛斑

+

▼

淡化色斑

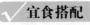 **宜食搭配**

[脐橙 + 柠檬]

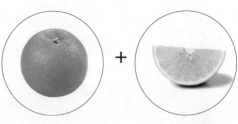

脐橙营养丰富，维生素 C 含量尤其高。中医认为，橙性微凉，味甘、酸，具有生津止渴、开胃下气的功效，主治食欲不振、胸腹胀满作痛、腹中雷鸣及便溏或腹泻。果皮供药用，种子含油 30% 左右。

柠檬富含维生素 C、糖类、钙、磷、铁、维生素 $B_1$、维生素 $B_2$、烟酸、奎宁酸、柠檬酸、苹果酸、橙皮苷、柚皮苷、香豆精、高量钾元素和低量钠元素等，对人体十分有益。此外柠檬中含有的维生素 $B_1$、维生素 $B_2$ 等多种营养成分和有机酸、柠檬酸，具有很强的抗氧化作用，对促进肌肤的新陈代谢、抗衰老和抑制色素沉着有良好的效果。

脐橙和柠檬中所含的以维生素 C 为主的多种维生素可以抑制黑色素，减少黑色素的沉着，从而达到美白淡斑的效果。

# 脱发

**临床表现**

脱发的主要症状是头发油腻，如同擦油一样，亦有焦枯发蓬，缺乏光泽，有淡黄色鳞屑固着难脱，或灰白色鳞屑飞扬，自觉瘙痒。男性脱发主要是前头与头顶部，前额的发际与鬓角往上移。

**病症简介**

正常脱发都是处于退行期及休止期的毛发，由于进入退行期与新进入生长期的毛发不断处于动态平衡，故能维持正常数量的头发。病理性脱发是指头发异常或过度的脱落。

**食疗要点**

宜食含碱性物质的新鲜蔬菜和水果，慎食酸性过强的食物。

+

▼

软化头皮

+

▼

促头皮血液循环

✓ **宜食搭配**

[黑芝麻 + 核桃]

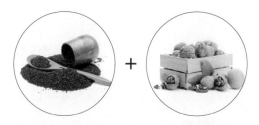

黑芝麻含有丰富的不饱和脂肪酸和维生素 E，还含有芝麻素和黑色素。中医认为，黑芝麻性平、味甘，有滋补肝肾、益血润肠、通便、通乳的功能。有研究表明，头发毛囊中黑素细胞分泌黑色素减少是白发的主要原因，其中酪氨酸酶数量减少是病理机制之一，研究发现黑芝麻水提液能够促使酪氨酸酶生长，黑色素的合成量也就得以提高，白发因此又可以重新变得乌黑。

核桃核桃营养价值丰富，富含铜、镁、钾、维生素 $B_6$、叶酸和维生素 $B_1$，也含有纤维、磷、烟酸、铁、维生素 $B_2$ 和泛酸。其中铁含量非常丰富，常食可以健脑防衰。

黑芝麻和核桃都含有丰富的铁质，黑芝麻还富含维生素 E，对脱发的防治有一定作用。

# 肩周炎

## 临床表现

肩部疼痛难忍，尤以夜间为甚，睡觉时常因肩怕压而取特定卧位，翻身困难，影响入睡。肩关节活动受限，影响日常生活，端碗用筷及穿衣提裤也感到困难等。

## 病症简介

肩周炎是肩关节周围肌肉、肌腱、滑囊和关节囊等软组织的慢性无菌性炎症。炎症导致关节内外粘连，从而影响肩关节的活动。

## 食疗要点

发病期间应选择具有温通经脉、祛风散寒、除湿镇痛作用的食物，静养期间宜食补气养血、滋养肝肾的食物；慎食生冷性凉的食物。

健胃消炎

预防肩周炎

### ✓ 宜食搭配

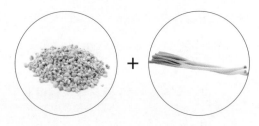

[薏米 + 葱白]

薏米的营养价值很高，被誉为"世界禾本科植物之王"。薏米易消化吸收，煮粥、作汤均可，除湿效果比较显著。中医认为，薏米甘淡、微寒、无毒，入脾、胃、肺、大肠，具有清热利湿、除风湿、利小便、益肺排脓、健脾胃、强筋骨的功效，主治风湿身痛、湿热脚气等。

葱含有蛋白质、碳水化合物等多种成分，营养丰富。葱白是一种药材，中医认为，葱白性温，味辛，入肺、胃经，具有发汗解表、散寒通阳的功效，主要用于外感风寒、阴寒内盛、格阳于外、脉微、厥逆、腹泻，外敷治疗疮痈、疔毒。

薏米有除湿的功效，葱白则可以祛风散寒，这两种食物搭配起来食用对发病期间的肩周炎有很大作用。

# 湿疹

## 临床表现

湿热型特点为发病迅速，皮肤灼热红肿，或见大片红斑、丘疹等，渗水多；血风型表现为全身起红丘疹，渗水不多，苔薄白或薄黄；脾湿型表现为皮肤黯淡，瘙痒后见渗水，后期干燥脱屑，瘙痒剧烈。

**病症简介** 湿疹是由多种内、外因素引起的浅层真皮及表皮炎症。其临床表现具有对称性、渗出性、瘙痒性、多形性和复发性等特点。

**食疗要点** 宜食具有清热、利湿作用，富含维生素和矿物质的食材；慎食钠和糖含量高，海鲜、发物，油腻食物和刺激性食物。

+

▼

排毒祛湿

---

+

▼

清热排毒

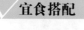

## ✓ 宜食搭配

[ 荠菜 + 黄瓜 ]

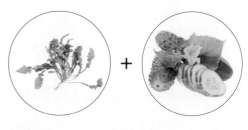

荠菜营养丰富，药用价值很高。中医认为荠菜性平、味甘，具有和脾、利水、止血、明目的功效，用于治疗痢疾、水肿、淋病、乳糜尿、吐血、便血、血崩、月经过多、目赤肿疼等。所含的二硫酚硫酮具有抗癌作用。荠菜所含的橙皮甙能够消炎抗菌，可增强体内维生素 C 的含量，还能抗病毒，预防冻伤，对糖尿病性白内障病人也有疗效。

黄瓜富含多种维生素和矿物质，营养价值很高。中医认为，黄瓜味甘、性凉、无毒，入脾、胃、大肠，具有除热、利水利尿、清热解毒的功效，主治烦渴、咽喉肿痛、火烫伤。

湿疹主要是由于病毒感染和体内湿气过多引发，荠菜和黄瓜都有良好的除湿利尿作用，可排出体内多余水分，而且荠菜还有抗病毒的功效，这两种食材搭配食用对湿疹患者有很大帮助。

# 荨麻疹

## 临床表现

皮肤瘙痒，随即出现风团，呈鲜红、苍白或皮肤色，少数病例亦有水肿性红斑。部分患者可伴有恶心、呕吐、头痛、头胀、腹泻等。急性变态反应有时可伴有休克的症状。

## 病症简介

荨麻疹，俗称"风团"或"鬼风疙瘩"，是由各种因素致使皮肤黏膜血管发生暂时性炎性充血与液体渗出，造成局部水肿的常见皮肤病。

## 食疗要点

宜多食富含维生素 C、营养丰富、清淡、易消化的食物；慎食极易导致过敏的发物、辛辣油腻的食物。

+

▼

养胃排毒

+

▼

中和体内酸毒

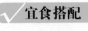 宜食搭配

**[葡萄 + 海带]**

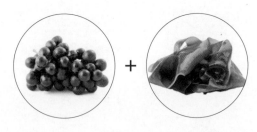

葡萄口感酸甜，不仅美味可口，而且营养价值很高。葡萄中的多种果酸有助于消化，适当多吃些葡萄，能健脾和胃。葡萄是碱性水果，中医认为，葡萄性平，味甘、酸，入肺、脾、肾经，有补气血、益肝肾、生津液、强筋骨、止咳除烦、补益气血、通利小便的功效。

海带的营养价值很高，除了含有多种矿物质外，碘的含量也很高，可以预防甲状腺肿大。此外海带还有美发功效，对治疗头发干枯变白有一定作用。

荨麻疹患者的饮食宜清淡，还要多吃含 B 族维生素的蔬果，最好多吃碱性食物，葡萄和海带均属于碱性食物，对荨麻疹的防治有一定功效。

# 月经失调

## 临床表现

①不规则子宫出血，包括月经过多或持续时间过长；月经过少，经量及经期均少；不规则出血。
②功能性子宫出血，由内分泌调节系统失调所引起的子宫异常出血。

**病症简介** 月经失调也称月经不调，表现为月经周期或出血量异常，或是月经前、经期时的腹痛及全身症状。

**食疗要点** 宜食主食及豆类、新鲜蔬菜和肉蛋奶类食物，慎食性味寒凉、性味辛辣、燥热、油腻的食物。

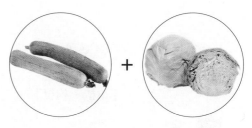

## ✓ 宜食搭配

[丝瓜 + 包菜]

+

▼
养阴补血

+

▼
补铁补血

丝瓜含有多种营养成分，如蛋白质、脂肪、碳水化合物、钙、磷、铁及维生素 $B_1$、维生素 C 等。中医认为，丝瓜性凉、味甘，归肺、肝、胃、大肠经，具有清热化痰、凉血解毒的功效，主治热病身热烦渴、肠风下血、血淋、乳汁不通、水肿等。

生包菜富含维生素 C、维生素 $B_1$、叶酸和钾，烹制后的包菜也含有丰富的维生素 C、钾和叶酸。中医认为，包菜性平、味甘，归脾、胃经，可补骨髓、润脏腑、益心力、祛结气、清热止痛，主治睡眠不佳、耳目不聪、关节屈伸不利、胃脘疼痛等病症。

丝瓜具有通经络、行血脉的功效，对调理月经不调有很大帮助。包菜含有丰富的维生素，含有丰富的叶酸，对铁的吸收很有帮助，进而起到补血的作用，所以这两种食材搭配起来食用对月经失调的女性很有帮助。

# 痛经

## 临床表现

发生在妇女经期或行经前后。疼痛部位多在下腹部，重者可放射至腰骶部或股内前侧。多数病人伴有全身症状，如乳房胀痛、胸闷烦躁、悲伤易怒、心惊失眠、头痛头晕、恶心呕吐、胃痛腹泻等。

## 病症简介

痛经是指妇女在经期及其前后，出现小腹或腰部疼痛，甚至痛及腰骶。每随月经周期而发，严重者可伴恶心呕吐、冷汗淋漓、手足厥冷，甚至昏厥，给工作及生活带来影响。

## 食疗要点

宜食富含维生素 E、滋补气血、通气化瘀的食物；慎食寒性及海鲜类、妨碍铁元素吸收的食物。

+

▼

疏筋脉、补铁质

---

+

▼

温里补气

### ✓ 宜食搭配

**[山楂 + 枸杞]**

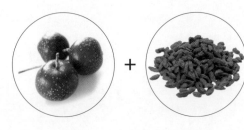

山楂富含多种维生素，营养价值很高，经常作药用。中医认为，山楂性温，味酸、甘，入脾、胃、肝经，有消食积、散瘀血的功效，可治腰痛、疝气产后儿枕痛、恶露不尽、小儿乳食停滞、肉食积滞、胃脘胀满、泻痢腹痛、瘀血经闭、产后瘀阻、心腹刺痛、疝气疼痛、高血脂症。

枸杞含有丰富的胡萝卜素，维生素 $A_1$、$B_1$、$B_2$、C 和钙、铁等健康眼睛的必需营养，故擅长明目，所以俗称"明眼子"。历代医家治疗肝血不足、肾阴亏虚引起的视物昏花和夜盲症，常常使用枸杞。枸杞具有很好的补血效果，尤其对女性很有帮助。

女性痛经多为肠胃虚寒所致，山楂性温健肠胃，可以缓解痛经，枸杞具有补气养血的作用，两者搭配食用对缓解痛经有一定效果。

# 阴道炎

**临床表现**

白带增多且呈黄水样,感染严重时分泌物可转变为脓性并有臭味。有阴道灼热下坠感、小腹不适,常出现尿频、尿痛。阴道黏膜发红、轻度水肿、触痛,有散在的点状或大小不等的片状出血斑。

**病症简介** 阴道炎是阴道黏膜及黏膜下结缔组织的炎症。临床上以白带的性状发生改变及外阴瘙痒灼痛为主要特点,可有尿痛、尿急等症状。

**食疗要点** 饮食宜清淡,以免酿生湿热或耗伤阴血;慎食生冷、辛辣温热、刺激之物。

+

▼

化湿消炎

---

+

▼

化湿止带

✓ **宜食搭配**

[山药 + 糙米]

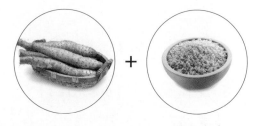

山药含有丰富的蛋白质和碳水化合物,营养价值很高,还含有能够分解淀粉的淀粉糖化酶,可以改善肠胃、促进消化吸收。中医认为,山药性平、味甘,无毒,入肺、脾、肾经,有补脾养胃、生津益肺、补肾涩精的功效,可用于脾虚食少、久泻不止、肺虚喘咳、肾虚遗精、带下、尿频、虚热消渴等。

糙米是一种粗粮,含有丰富的膳食纤维,此外由于糙米没有精细加工,保留了很多矿物质和氨基酸等营养成分。与全麦相比,糙米的蛋白质含量虽然不多,但是蛋白质质量较好,主要是精蛋白,氨基酸的组成比较完全,人体容易消化吸收。糙米中还含有丰富的维生素 E,可以提高机体免疫功能。

麸炒山药可以补脾健胃,对白带过多也有疗效,糙米营养容易吸收,提高机体免疫和抗病毒能力,两者食用可防治阴道炎。

# 女性更年期综合征

**临床表现**

①月经紊乱。②阵热潮红。③心血管及脂代谢障碍。④神经、精神障碍。⑤运动系统退化。

**病症简介** 更年期综合征是由雌激素水平下降而引起的一系列症状。更年期妇女由于卵巢功能减退，垂体功能亢进，分泌过多的促性腺激素，引起植物神经紊乱。

**食疗要点** 宜食富含铁、铜、叶酸、抗坏血酸及维生素的新鲜蔬果，慎食辛辣调味品及刺激性食物。

+

▼

气血双补

+

▼

调节内分泌

✓ **宜食搭配**

**[小米 + 百合]**

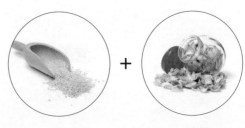

小米营养丰富，所含蛋白质比大米高，还含有复合维生素和各种矿物质，铁含量尤为丰富。中医认为小米有健脾胃的功效，而且因为小米含有比较多的维生素B，其蛋白质中含较多的色氨酸和蛋氨酸，还有抗衰老的作用。有研究表明，小米有益脑的作用。

百合除含有蛋白质21.29%、脂肪12.43%、还原糖11.47%、淀粉1.61%，及钙、磷、铁，每百克含1.443毫克维生素B、21.2毫克维生素C等营养素外，还含有一些特殊的营养成分，如秋水仙碱等多种生物碱。中医认为，鲜百合具有养心安神、润肺止咳的功效，对病后虚弱的人非常有益。

小米可以抗衰老，而百合可以润肺补虚，更年期的女性经常心烦气躁、失眠不安，最适合吃这两种食物了。

# 产后腹痛

**临床表现**

　　腹部疼痛剧烈，拒绝触按，按之有结块，兼见头晕目眩、心悸失眠、大便秘结、舌质淡红、苔薄、脉细弱。产后出现下腹阵发性疼痛，或腹部绵绵，持续不解，不伴寒热等症者，可诊断为产后腹痛。

**病症简介**　　妇女下腹部的盆腔内器官较多，出现异常时容易引起产后腹痛，包括腹痛和小腹痛，以小腹部疼痛最为常见。

**食疗要点**　　宜食具有活血、散寒、止痛作用的食物，慎食生冷性寒的食物。

+

▼

补血益气

+

▼

活血化瘀

✔ **宜食搭配**

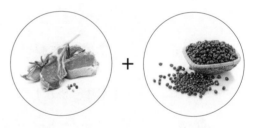

[ 羊肉 + 红小豆 ]

　　羊肉口感鲜嫩，营养价值较高。中医认为，羊肉性温、味甘、无毒，入脾、肾经，有补体虚、祛寒冷、温补气血、益肾气、补形衰、开胃健力、补益产妇、通乳治带、助元阳、益精血的功效，主治肾虚腰疼、阳痿精衰、形瘦怕冷、病后虚寒，产妇产后大虚或腹痛、产后出血、产后无乳或带下。

　　红小豆富含蛋白质和多种矿物质，还有 B 族维生素，营养价值很高。中医认为，红小豆性平、味甘，能健脾利湿、散血解毒，可用于水肿、脚气、产后缺乳、腹泻、黄疸或小便不利、痔疮、肠痈。

　　产后腹痛多由体内瘀寒引起，所以饮食宜清淡滋补，羊肉和红小豆均是温性食物，可补血暖胃，宜于产后食用。

# 闭经

**临床表现**

年过 16 岁，第二性征已经发育尚未来经者，或者年龄超过 14 岁，第二性征没有发育者为原发性闭经；月经已来潮又停止 6 个月或 3 个周期者为继发性闭经。

**病症简介**

以女子年逾 16 周岁，月经尚未来潮，或已来潮、非怀孕而又中断 3 个月以上的称为"闭经"。

**食疗要点**

闭经属虚证者，宜多食具有滋补作用的食物；属实证者，饮食宜清淡、易消化，多食具有活血通经作用的食物。慎食酸涩、收敛、导致气血运行不畅的食物。

+

▼

温补养血

+

▼

活络气血

✔ **宜食搭配**

[ 木耳 + 桃仁 ]

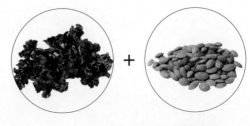

木耳的蛋白质含量极高，是牛奶的 6 倍，其他矿物质含量也很丰富，此外还具有预防动脉粥样硬化的功效。中医认为，木耳性平、味甘，有小毒，入肺、胃、肝、脾、肾、大肠经，具有补气养血、润肺止咳、止血、降压、抗癌的功效，主治气虚血亏、肺虚久咳、咳血、衄血、血痢、妇女崩漏、高血压、眼底出血、子宫颈癌、阴道癌、跌打伤痛等。

桃仁是桃的种子，含有丰富的营养。中医认为，桃仁性平、味苦、甘，入心、肝、大肠经，具有活血祛瘀、润肠通便的功效，可用于经闭、痛经、症瘕痞块、跌扑损伤、肠燥便秘。

木耳营养丰富，益气补血，特别适合气虚血亏的人，桃仁活血化瘀，适用于闭经，两种食材搭配补血又活血，是闭经患者的最佳选择。

# 阳痿

**临床表现**

①阴茎不能完全勃起或勃起不坚，不能顺利完成正常的性生活。②偶有发生阳痿，可能是一时紧张或劳累所致，不属于病态。③阳痿虽然频繁发生，但于清晨或自慰时阴茎可以勃起并维持一段时间。

**病症简介**　阳痿是指男性阴茎勃起功能障碍，表现为男性在有性欲的情况下，阴茎不能勃起或能勃起但不坚硬，不能进行性交活动。

**食疗要点**　宜食益肾壮阳的食品，慎食降低性能力的饮品和肥腻、过甜、过咸的食物。

+

▼

壮阳

+

▼

补肾气

**✓ 宜食搭配**

[甲鱼 + 芡实]

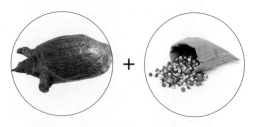

甲鱼富含蛋白质、无机盐、维生素 A、维生素 $B_1$、维生素 $B_2$、烟酸、碳水化合物、脂肪等多种营养成分。此外，龟甲富含骨胶原、蛋白质、脂肪、肽类和多种酶以及人体必需的多种微量元素。中医认为，甲鱼肉性平、味甘，归肝经，具有滋阴凉血、补益调中、补肾健骨、散结消痞等作用。古代更有甲鱼可补阳气的记载。

芡实是植物芡的种子，中医认为，芡实性平，味甘、涩，归脾、肾经，具有益肾固精、补脾止泻、除湿止带的功效，主要用于遗精滑精、遗尿尿频、脾虚久泻、白浊、带下。

甲鱼和芡实都是固肾补阳的食材，对阳痿患者会有一定的治疗效果。

# 早泄

**临床表现**

性交时未接触或刚接触到女方外阴，抑或插入阴道时间短暂，未达到性高潮便射精，随后阴茎疲软，双方达不到性满足即泄精而萎软。还伴随精神抑郁、焦虑或头晕、神疲乏力、记忆力减退等症状。

**病症简介** 早泄是指男子在阴茎勃起之后，未进入阴道之前或正当纳入以及刚刚进入而尚未抽动时便已射精，阴茎也随之疲软并进入不应期。

**食疗要点** 宜多食壮阳益精类、富含维生素 $B_1$ 的食材，慎食生冷性寒、损伤阳气的食物。

+

▼
益肾补虚

+

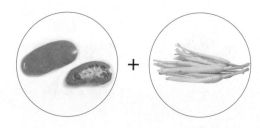

▼
壮阳固精

✓ **宜食搭配**

**[猪腰 + 黄花菜]**

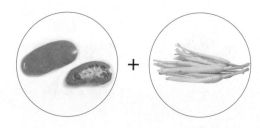

猪腰含有丰富的蛋白质，中医认为，猪腰性平，味甘、咸，入肾经，具有补肾气、通膀胱、消积滞、止消渴之功效，可用于治疗肾虚腰痛、水肿、耳聋等症。

黄花菜味鲜质嫩，营养丰富，含有丰富的花粉、糖、蛋白质、维生素 C、钙、脂肪、胡萝卜素、氨基酸等人体所必需的养分，其所含的胡萝卜素甚至超过西红柿的几倍。中医认为，黄花菜性平，味甘，有小毒，入肝、膀胱经，有养血平肝、利尿消肿的功效，主治头晕、耳鸣、心悸、腰痛、吐血、衄血、大肠下血、水肿、淋病、咽痛、乳痈等。

猪腰和黄花菜同食可补肾益脾、固涩精液，适用于肾虚腰痛、耳鸣、早泄、阳痿、产妇乳少。

# 遗精

## 临床表现

①梦遗是指睡眠过程中，在睡梦中遗精。②滑精又称"滑泄"，指夜间无梦而遗或清醒时精液自动滑出的病症。③生理性遗精是指未婚青年或婚后分居，无性交的射精，一般2周或长时间遗精1次。

## 病症简介

指男性在没有性交的情况下精液自行泻出的现象，主要有梦遗型遗精、滑精型遗精、生理性遗精这3种病症类型。

## 食疗要点

宜食高蛋白、营养丰富的食物，慎食过于辛辣之物、含有咖啡因和茶碱的饮品。

+

▼

补肾填精

---

+

▼

潜阴补阳

## ✓ 宜食搭配

**[ 泥鳅 + 鹌鹑 ]**

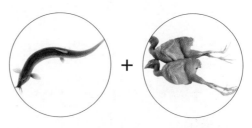

泥鳅富含蛋白质、脂肪、碳水化合物和钙、磷、铁等矿物质以及大量的维生素，其中维生素 $B_1$ 的含量比鲫鱼、黄鱼、虾高出 3 ~ 4 倍。中医认为，泥鳅性平，味甘，具有暖脾胃、祛湿、疗痔、壮阳、止虚汗、补中益气、强精补血之功效，是治疗急慢性肝病、阳痿、痔疮等症的辅助佳品。

鹌鹑肉具有高蛋白、低脂肪、低胆固醇等特点，非常适合中老年人适用。中医认为，鹌鹑性平，味甘，无毒，入肺、脾经，有消肿利水、补中益气的功效。在医学上，常用于治疗糖尿病、贫血、肝炎、营养不良等症状。

泥鳅含一种特殊蛋白质，有促进精子形成的作用。鹌鹑肉可补五脏、益精血、温肾助阳，男子经常食用鹌鹑可增强性功能并增气力、壮筋骨。这两种食材搭配起来对遗精有一定的治疗效果。

# 厌食

**临床表现**

临床以不思饮食、食量较同龄正常儿童明显减少、对进食表示反感、病程一般持续 2 个月以上为特征。城市儿童发病率较高，一般经治疗后可好转。少数长期不愈者可影响儿童的生长发育。

**病症简介** 厌食是指小儿较长时期见食不贪、食欲不振，甚至拒食的一种常见病症。

**食疗要点** 宜食富含锌元素、钾元素的食物；慎食冷饮、甜食，会导致小儿血液中糖含量增高，没有饥饿感。

+

▼

补锌

+

▼

补充营养

✓ **宜食搭配**

[牛肉 + 大豆]

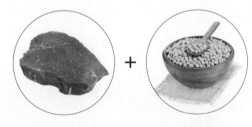

牛肉的营养价值很高，富含蛋白质、肌氨酸、维生素 $B_6$、肉毒碱、钾、锌、铁等营养成分。中医认为，牛肉味甘，入脾、胃经，具有补脾胃、益气血、强筋骨的功效，主要用于脾胃虚弱、气血不足、腰膝酸软、消渴、吐泻、痞积、水肿等。

大豆营养全面，其中蛋白质的含量比猪肉高 2 倍，是鸡蛋含量的 2.5 倍。其蛋白质的含量不仅高，而且质量好。大豆蛋白质的氨基酸比较接近人体需要的比值，所以容易被消化吸收。

研究表明，小儿缺锌会引起厌食、挑食的毛病。因为锌是唾液中的味觉素的组成成分之一，缺锌会导致黏膜增生和角化不全，使大量脱落的上皮细胞堵塞了味蕾小孔，食物难以接触到味蕾，味觉变得不敏感，从而引起厌食、挑食。牛肉和大豆都含有丰富的锌，对小儿厌食可以起到一定的治疗作用。

# 营养不良

**临床表现**

①情绪变化：当孩子情绪异常时，应警惕体内某些营养素缺乏。②行为反常：孩子行为孤僻，动作笨拙。③过度肥胖。④其他：早期营养不良症状，如恶心、呕吐、睡眠减少、皮炎、舞蹈样动作等。

**病症简介**　小儿营养不良是由于摄食不足，或由于食物不能充分吸收利用，以致不能维持正常的能量代谢，出现体重不增加或减少、生长发育停滞、脂肪减少、肌肉萎缩的一种慢性营养缺乏症。

**食疗要点**　宜食富含维生素 D 和钙的辅助食品，慎食导致小儿腹泻、加重营养不良的寒凉和不易消化的食物。

营养全面

补充营养

✓ **宜食搭配**

[豆浆 + 虾皮]

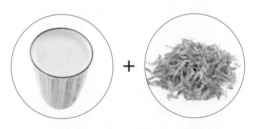

豆浆含有铁、钙等矿物质，尤其是其所含的钙，非常适合于各种人群，包括老人、成年人、青少年、儿童等。钠是高血压发生和复发的主要根源之一，如果体内能适当控制钠的数量，可防治高血压。豆浆中所含的豆固醇和钾、镁都是有力的抗盐钠物质，能加强心肌血管的兴奋，改善心肌营养，降低胆固醇。

虾皮的营养价值很高，蛋白质含量要高于牛肉，还含有强抗氧化剂——虾青素。此外虾皮的矿物质含量也很高，除了碘元素，钙的含量也极高，有"钙库"的美誉。

小儿营养不良应该多补充营养成分，多吃蛋白质丰富的食物。缺钙会影响小儿发育，也应该多做补充。虾皮含有丰富的钙，可辅助小儿补钙，两种食材搭配起来非常适合营养不良的小儿。

# 小儿腹泻

## 临床表现

　　轻微的腹泻多数由饮食不当或肠道感染引起，病儿精神较好，无发热和精神症状；较严重的腹泻多为致病性大肠杆菌或病毒感染引起，大多伴有发热、烦躁不安、精神萎靡、嗜睡等症状。

**病症简介**　　小儿腹泻是各种原因引起的，以腹泻为主要临床表现的胃肠道功能紊乱综合征。

**食疗要点**　　宜食富含水分的食物和含有果胶的碱性食物；慎食含有维生素的水果和蔬菜，胀气、不易消化的食物，蛋白质和脂类食物。

+

▼

止泻

---

+

▼

温胃

✓ **宜食搭配**

[白粥 + 熟苹果]

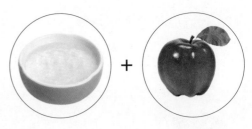

　　白粥是大米和水一起煲的汤，具有滋补元气、止泻、生津液、畅胃气的功效，可清理胃肠、润泽肝腑、平肝散火。如果小孩受凉腹泻，可以在吃白粥的同时配合一些生菜，效果会更好一点。

　　苹果营养丰富，含有多种矿物质和维生素，而且营养成分可溶性大，易被人体吸收。苹果中富含的果胶属于可溶性纤维，可以促进胆固醇代谢，促进脂肪的排出，有减肥功效。煮熟的苹果性质温和，内含果胶与鞣酸，且苹果为碱性食物，具有收敛止泻的效果。

　　白粥和苹果营养丰富，都可以调理肠胃和补充营养，对防治小儿腹泻有一定效果。

# 水痘

## 临床表现

①潜伏期: 7 ~ 17 天。
②前驱期: 起病急, 幼儿前驱期症状常不明显, 开始即见皮疹。③发疹期: 在起病当日或第 2 日出现, 初起为红色斑丘疹, 数小时后很快变为水疱疹, 其周围有红晕。

## 病症简介

水痘是由水痘带状疱疹病毒初次感染引起的急性传染病。主要以发热及成批出现周身性红色斑丘疹、疱疹、痂疹为特征。

## 食疗要点

宜食有清热作用的易消化及营养丰富的流质及半流质饮食, 新鲜的水果、蔬菜; 慎食助热生火的热性食品, 补药、热药。

+

▼
排毒

---

+

▼
补充水分

✓ **宜食搭配**

**[白菜 + 木瓜]**

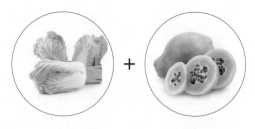

白菜不仅含有多种维生素和矿物质, 营养丰富, 还含有果胶, 能帮助人体排出多余的胆固醇。此外白菜含水量丰富, 高达 95%, 多吃白菜, 可以起到很好的滋阴润燥、护肤养颜的作用。大白菜含维生素丰富, 常吃可以起到抗氧化、抗衰老的作用。

木瓜口感鲜美, 对女性还有一定的美容功效, 所含的蛋白分解酵素可以补偿胰和肠道的分泌, 补充胃液的不足, 有助于分解蛋白质和淀粉。木瓜含有胡萝卜素和丰富的维生素 C, 它们有很强的抗氧化能力, 能帮助机体修复组织, 消除有毒物质, 增强人体免疫力, 帮助机体抵抗包括甲流在内的病毒侵袭。

白菜和木瓜都含有丰富的营养, 木瓜所含的蛋白酶还可帮助消化蛋白质, 出水痘的宝宝需要排毒和补充流失的水分、营养, 这两种食材搭配吃再合适不过。

# 儿童多动症

**临床表现**

①活动过多：孩子一直处于不停活动的状态中。②注意力不易集中：孩子的注意力很难集中，或注意力集中时间短暂。③冲动任性：自控力差，冲动任性，不服管束。④学习困难：上课不注意听讲。

**病症简介**　儿童多动症、多动综合征是一种常见的儿童行为异常问题，又称脑功能轻微失调或轻微脑功能障碍综合征或注意缺陷障碍，是一种儿童最常见的行为障碍。

**食疗要点**　宜食富含铁、锌、维生素的食物，慎食辛辣食品和含有咖啡因的食品、膨化食品等。

+

▼
补锌

+

▼
营养丰富

✔ **宜食搭配**

[香菇＋紫菜]

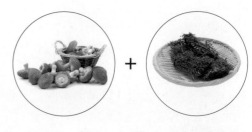

　　香菇是具有高蛋白、低脂肪、多糖、多种氨基酸和多种维生素的菌类食物。有研究表明，食用菌菇类食物可以防治多动症。香菇含有多种营养成分，对促进人体新陈代谢、提高机体适应力有很大作用。此外，香菇中的铁、锌等微量元素含量较多，对儿童的成长发育有重要意义。

　　紫菜营养丰富，尤其是碘含量很高，几乎是粮食和蔬菜的100倍。紫菜的蛋白质含也很丰富，与大豆差不多，而且紫菜的营养成分易吸收，更适合小儿和老年人食用。

　　有专家认为，小儿多动症主要和体内缺锌等微量元素有关，香菇和紫菜中均含有大量的微量元素，可以促进小儿脑部发育，防治多动症。